Receitas de Fritadeira Sem Óleo para Principiantes

100 Receitas Saborosas para o Dia a Dia

ÍNDICE

Introdução

As fritadeiras a ar são um aparelho relativamente novo que tem vindo a ganhar popularidade nos últimos anos. Especialmente agora, com a aproximação da época festiva, muitas pessoas estão a considerar oferecer uma fritadeira aérea a alguém que conhecem e que pode não ter conhecimento delas.

De facto, as fritadeiras a ar são óptimas para fritar alimentos de forma mais saudável. É necessário menos óleo, e os alimentos podem ser cozinhados sem gorduras trans ou outros conservantes que se encontram nas fritadeiras profundas. Contudo, as fritadeiras a ar quente também utilizam o ar quente para cozinhar mais rapidamente. Isto significa que devem ser utilizadas com cautela por crianças e animais de estimação que possam chegar até elas.

Uma fritadeira é um aparelho de cozinha que tem uma grande variedade de propósitos; pode fazer batatas fritas, rosbife, ou côdea de abóbora, bem como massa de pizza. A fritura ao ar leva apenas alguns minutos a cozinhar pedaços de carne na camada exterior, mantendo-os suculentos no interior. A forma como as fritadeiras ao ar trabalham é através da circulação de ar quente para cozinhar os alimentos.

Normalmente, as fritadeiras a ar não têm um ajuste de temperatura, o que significa que os alimentos cozinham na fritadeira a ar continuamente, a menos que sejam removidos. No entanto, algumas fritadeiras a ar têm um temporizador ajustável que pode ser ajustado para desligar assim que os alimentos são cozinhados. Além disso, as fritadeiras a ar também têm uma função que permite cozinhar pequenas quantidades de alimentos para refeições mais saudáveis e saborosas.

Como utilizar uma fritadeira a ar? Coloque a sua fritadeira a ar de acordo com as instruções do fabricante, certificando-se de que compreende melhor como funciona antes de a utilizar. Algumas marcas podem precisar de menos tempo do que outros modelos.

Existem muito poucas marcas de qualidade de fritadeiras de ar no mercado hoje em dia. As marcas mais populares são Aroma, Philips, e, em menor grau, Byblos. Pode encontrar fritadeiras a ar com preços desde $40 até $200 ou mesmo mais. O preço estabelece a qualidade e durabilidade do aparelho e depende geralmente do tamanho da fritadeira.

Peças e Acessórios

Uma fritadeira pneumática pode ser dividida em três partes principais:

1. A tigela onde a comida é colocada
2. O invólucro exterior
3. O elemento de aquecimento interior

A caixa exterior é a parte mais importante da fritadeira a ar. É aqui que deve gastar o seu dinheiro, pois proporciona segurança, protecção e um belo aspecto ao seu aparelho.

O elemento de aquecimento interior controla a temperatura dos seus alimentos durante a cozedura. Este elemento de aquecimento também circula ar quente à volta dos alimentos para cozinhá-los mais rapidamente.

O temporizador diz-lhe quando a sua comida termina de cozinhar, piscando luzes e sons e pode ser ajustado para diferentes definições de tempo.

O suporte é utilizado para armazenamento ou substituição de peças na sua fritadeira de ar, se necessário. Geralmente localiza-se por baixo da peça associada da fritadeira a ar.

O cesto é utilizado para segurar a sua comida enquanto esta está a cozinhar. Em algumas fritadeiras a ar, pode ser retirado da fritadeira a ar e lavado na máquina de lavar louça após cada utilização.

O tabuleiro segura os seus acessórios e está geralmente localizado no fundo da sua fritadeira enquanto está a ser utilizado.

Botões de funcionamento e funções predefinidas

Os botões que são rotulados devem ser anotados em primeiro lugar. O temporizador está localizado na parte superior esquerda, e pode ser utilizado para definir um tempo de cozedura, enquanto que o botão de alimentação está localizado na parte superior direita e pode ser utilizado para ligá-lo ou desligá-lo. Dependendo da utilização da fritadeira, alguns botões, como "fritar", diferem na forma como funcionam. As funções predefinidas estão localizadas na parte inferior com os seus ícones correspondentes, que representam o que fazem, tais como 'vapor' através de um bule de chá, 'fritar,' e 'grelhar'. Há também um outro botão chamado 'autoshutoff', que está localizado no lado inferior direito e deve ser premido antes do botão de alimentação. Isto permite-lhe predefinir uma hora e defini-la para a sua utilização de modo a que se desligue automaticamente uma vez terminado.

Funções predefinidas

1. Air Fry: Esta função é ideal para fritar a sua comida preferida como batatas fritas, asas de frango, vegetais, paus de mozzarella, e mais dentro de gorduras e óleos mínimos. Poupa mais de 70% de óleo e gorduras do que o método de fritura profunda sem comprometer o sabor e a textura como os alimentos fritos em profundidade. Ao utilizar esta função, utilize sempre uma tampa de fritadeira a ar.

2. Slow Cook: Usando esta função, pode converter a sua grelha de potência em cozedura lenta. Cozinha os seus alimentos a uma temperatura rasa durante um longo período de tempo e traz sabores para a sua comida. Ao utilizar esta função, pode cozinhar vários alimentos a uma temperatura baixa sem perder os seus valores nutricionais. Utilize uma tampa de vidro enquanto utiliza esta função.

3. Vapor: Esta função converte a sua grelha de Fritadeira a Ar num vaporizador. Uma pequena quantidade de água atinge o seu ponto de ebulição, criando vapor. Ao utilizar esta função, utilize um grelhador a vapor e uma tampa de vidro.

4. Sauté: Esta função é utilizada como frigideira. Converte o seu grelhador Air Fryer numa frigideira para fritar a sua comida. Ao usar esta função, use a tampa de vidro.

5. Churrasqueira: Usando esta função, pode grelhar a sua comida preferida. Enquanto utiliza esta função, utiliza uma placa de grelhar para melhores resultados. Produz calor elevado a 500°F para aquecer o prato do grelhador. Obterá excelentes marcas de grelhados na sua comida sem encher a sua cozinha com fumo. Utilize uma tampa de fritadeira ao ar enquanto utiliza esta função.

6. Assar: Esta função é utilizada para assar o seu bolo favorito, bolachas, sobremesas, e muito mais. Use uma tampa de fritadeira a ar enquanto usa esta função.

7. Assado: Esta função é uma escolha ideal para assar a sua comida preferida. Pode assar o pedaço inteiro de peixe, vegetais, carne, e muito mais. O grelhador Air Fryer usa técnicas de circulação de ar quente para assar a sua comida uniformemente de todos os lados. Ao mesmo tempo, assando a sua comida, nunca precisa de virar a sua comida. Use uma tampa de fritadeira a ar enquanto usa esta função.

8. Arroz: Enquanto se utiliza esta função, a exibição da grelha de Ar Fritadeira mostra o símbolo rotativo. O Temporizador não mostrará o processo de contagem decrescente durante a utilização desta função porque o Tempo variará e depende da quantidade de arroz tomado. Depois de terminar o ciclo de cozedura, os aparelhos activam o modo manter quente. Utilizar uma tampa de vidro enquanto se utiliza esta função.

9. Ferva: Esta função é ideal para ferver as suas proteínas favoritas (carne, peixe, ou aves) a baixas temperaturas abaixo dos pontos de ebulição.

10. Sous Vide: Usando esta função, pode cozinhar a sua comida como peixe e carne selando a vácuo sob um banho de água quente. Utilize uma tampa de vidro enquanto utiliza esta função.

11. Fritar: Esta função é ideal para fritar a sua comida (não fritar em profundidade). É recomendado não utilizar mais de uma polegada de óleo e definir o Temporizador de acordo com as necessidades da receita. Utilize uma tampa de vidro enquanto utiliza esta função.

12. Manter quente: Esta função é utilizada para cozer os seus alimentos durante um período prolongado. Esta função ajudará a manter a sua comida quente até que a sirva. Use uma tampa de vidro enquanto usa esta função.

Capítulo 1. Pequeno almoço

1. Presunto e Queijo Grelhado ao Pequeno Almoço

Tempo de preparação: 5 minutos

Tempo de cozedura: 10 minutos

Porções: 2

Ingredientes:

1 colher de chá de manteiga

4 fatias de pão

4 fatias de presunto de campo fumado

4 fatias de queijo Cheddar

4 fatias grossas de tomate

Direcções:

Espalhar ½ colher de chá de manteiga para um lado de 2 fatias de pão. Cada sanduíche terá 1 fatia de pão com manteiga e 1 fatia sem.

Montar cada sanduíche colocando 2 fatias de presunto, 2 fatias de queijo, e 2 fatias de tomate nos pedaços de pão sem manteiga. Cobrir com as outras fatias de pão, com o lado manteiga para cima. Colocar as sanduíches na fritadeira ao ar com manteiga, de lado para baixo. Cozinhar durante 4 minutos.

Abra a fritadeira ao ar. Virar as sanduíches de queijo grelhado. Cozinhar por mais 4 minutos. Arrefecer antes de servir. Cortar cada sanduíche ao meio e desfrutar.

Nota: a temperatura da fritadeira deve ser de 370°F

Dica de substituição: Qualquer tipo de presunto funciona bem para esta receita, por isso use o que tem em mãos. O queijo Cheddar branco tem um sabor delicioso nesta sanduíche.

Ponta de cozedura da fritadeira a ar: Se a fatia superior do pão se mover dentro da fritadeira a ar enquanto coze, prenda-a com um palito de dentes.

Nutrição:

Calorias 525

Gordura 25g

Hidratos de carbono: 34g

 Proteína 41g

2. Cabeças clássicas de Hash Browns

Tempo de preparação: 15 minutos

Tempo de cozedura: 20 minutos

Porções: 4

Ingredientes:

4 batatas russet

1 colher de chá de paprica

Sal

Pimenta

Óleo de cozinha

Direcções:

Descascar as batatas usando um descascador de vegetais. Utilizando um ralador de queijo, desfiar as batatas. Se o seu ralador tiver buracos de tamanhos diferentes, utilize a área da ferramenta com os buracos maiores.

Coloque as batatas desfiadas numa grande tigela de água fria. Deixar repousar durante 5 minutos. A água fria ajuda a remover o excesso de amido das batatas. Mexer para ajudar a dissolver a fécula. Escorrer as batatas e secar com toalhas de papel ou guardanapos. Certifique-se de que as batatas estão completamente secas.

Temperar as batatas com a colorau e sal e pimenta a gosto. Pulverizar as batatas com óleo de cozinha e transferi-las para a fritadeira ao ar.

Cozinhar durante 20 minutos, sacudindo o cesto a cada 5 minutos (um total de 4 vezes). Arrefecer antes de servir.

Nota: a temperatura da fritadeira deve ser de 370°F

Nutrição:

Calorias 150

Gordura 0g

Hidratos de carbono 34g

Proteína 4g

3. Tilápia Limão-Pimenta com Aioli de Alho

Tempo de preparação: 5 minutos

Tempo de cozedura: 15 minutos

Porções: 4

Ingredientes:

Para a tilápia

4 filetes de tilápia (ver a ponta de preparação)

1 colher de sopa de azeite extra-virgem

1 colher de chá de paprica

1 colher de chá de alho em pó

1 colher de chá de manjericão seco

Tempero de pimenta-limão (como McCormick Perfect Pinch Lemon & Pepper Seasoning)

Para o aioli de alho

2 dentes de alho, picados

1 colher de sopa de maionese

1 colher de chá de azeite extra-virgem

Sumo de ½ limão

Sal

Pimenta

Direcções:

Para fazer a tilápia: Cobrir o peixe com o azeite de oliva. Temperar com a páprica, alho em pó, manjericão seco, e tempero de limão. Colocar o peixe na fritadeira ao ar. Não há problema em empilhar o peixe. Cozinhar durante 8 minutos. Abrir a fritadeira ao ar e virar o peixe. Cozinhar durante mais 7 minutos.

Para fazer o aioli de alho: Numa tigela pequena, combinar o alho, a maionese, o azeite, o sumo de limão, o sal e a pimenta a gosto. Bater bem para combinar. Servir ao lado do peixe.

Nota: a temperatura da fritadeira deve ser de 375°F

Dica de variação: Esta receita pode ser feita sem glúten utilizando maionese sem glúten; não se esqueça de verificar o rótulo.

Dica de ingrediente: Pode fazer o seu próprio tempero de limão-pimenta usando o sumo de ½ limão e pimenta a gosto.

Dica de preparação: Se utilizar tilápia congelada, a melhor maneira de a descongelar é numa tigela coberta no frigorífico, durante a noite. Também se pode colocar o peixe num saco de plástico selado e submergir o saco em água fria durante 15 minutos ou até ao descongelamento.

Nutrição:

Calorias 155

Gordura 7g

Hidratos de Carbono 2g

Proteína 21g

4. Camarão Preto

Tempo de preparação: 5 minutos

Tempo de cozedura: 10 minutos

Porções: 4

Ingredientes:

1 libra de camarão cru descascado e desfiado (ver a ponta de preparação)

1 colher de chá de paprica

½ colher de chá de orégãos secos

½ colher de chá de pimenta de Caiena

Sumo de ½ limão

Sal

Pimenta

Óleo de cozinha

Direcções:

Colocar o camarão num saco plástico selável e adicionar a pimentão, orégãos, pimenta de caiena, sumo de limão, e sal e pimenta a gosto. Selar o saco e agitar bem para combinar. Pulverizar uma frigideira ou o cesto da fritadeira ao ar com óleo de cozinha.

Colocar o camarão na fritadeira de ar. Não há problema em empilhar o camarão. Cozinhar durante 4 minutos. Abrir a fritadeira ao ar e agitar o cesto. Cozinhar durante 3 a 4 minutos adicionais, ou até que o camarão tenha escurecido. Arrefecer antes de servir.

Nota: a temperatura da fritadeira deve ser de 400°F

Dica de variação: Este camarão é delicioso sobre uma salada verde com abacate. Vintage-o com um simples vinagrete de centeio-lima feito de centeio fresco picado, sumo de lima, e azeite.

Nutrição:

Calorias 101

Gordura 2g

Hidratos de Carbono 0g

Proteína 21g

5. Peixe-gato frito

Tempo de preparação: 5 minutos

Tempo de cozedura: 40 minutos

Porções: 4

Ingredientes:

Filetes de peixe-gato de 1 libra, cortados em pedaços de 1 polegada

½ mistura de peixe temperado para alevins (como os alevins de peixe da Louisiana)

Óleo de cozinha

Direcções:

Enxaguar e secar bem o peixe-gato. Verter a mistura de peixe temperado para um saco de plástico selável e adicionar o peixe-gato. (Pode ser necessário utilizar dois sacos, dependendo do tamanho das suas pepitas.) Selar o saco e agitar para revestir o peixe com a peixe-gato uniformemente. Pulverizar o cesto da fritadeira com óleo de cozinha.

Transferir as pepitas de peixe-gato para o fritador de ar. Não sobrepovoar o cesto. Pode ser necessário cozinhar as pepitas em dois lotes. Pulverizar as pepitas com óleo de cozinha. Cozinhar durante 10 minutos. Abrir a fritadeira a ar e agitar o cesto. Cozinhar durante mais 8 a 10 minutos, ou até que o peixe esteja estaladiço.

Se necessário, remover as pepitas de peixe gato cozido da fritadeira ao ar, depois repetir os passos 3 e 4 para os restantes peixes. Arrefecer antes de servir.

Nota: a temperatura da fritadeira deve ser de 400°F

Dica de ingrediente: Poderá adquirir pepitas de peixe gato no balcão de peixe da sua mercearia. Vale a pena perguntar!

Dica de cozedura: Abrir a fritadeira ao ar e verificar o peixe algumas vezes durante todo o processo de cozedura. Quando o peixe tiver ficado castanho dourado de ambos os lados, terá terminado a cozedura.

Nutrição:

Calorias 183

Gordura 9g

Hidratos de Carbono 5g

Proteína 19g

6. Camarão à Po'Boy de Cornmeal

Tempo de preparação: 10 minutos

Tempo de cozedura: 10 minutos

Porções: 4

Ingredientes:

Para o camarão

1 libra de camarão descascado e desfiado (ver a ponta preparatória)

1 ovo

½ farinha de taça

¾ chávena de farinha de milho

Sal

Pimenta

Óleo de cozinha

Para o remoulade

½ maionese de taça

1 colher de chá de mostarda (eu uso Dijon)

1 colher de chá Worcestershire

1 colher de chá de alho picado

Sumo de ½ limão

1 colher de chá de Sriracha

½ colher de chá de condimento crioulo (uso a marca Tony Chachere)

Para os po'boys

4 rolos

2 chávenas de alface ralada

8 fatias de tomate

Direcções:

Para fazer o camarão: secar o camarão com toalhas de papel. Numa tigela pequena, bater o ovo. Numa outra tigela pequena, colocar a farinha. Colocar a farinha de milho numa terceira tigela pequena, e temperá-la com pimenta e sal a gosto. Pulverizar o cesto da fritadeira ao ar com óleo alimentar.

Mergulhar o camarão na farinha, depois o ovo, e depois a farinha de milho. Colocar o camarão na fritadeira ao ar. Cozinhar durante 4 minutos. Abrir o cesto e virar o camarão. Cozinhar durante 4 minutos adicionais, ou até ficar estaladiço.

Para fazer a remoulade: Enquanto o camarão está a cozinhar, numa pequena tigela, combine a maionese, mostarda, Worcestershire, alho, sumo de limão, Sriracha, e condimentos crioulos. Misture bem.

Para fazer os po'boys: dividir os rolos e espalhá-los com o remoulade. Deixar o camarão arrefecer ligeiramente antes de montar os po'boys. Encher cada rolo com um quarto do camarão, ½ copo de alface desfiada, e 2 fatias de tomate. Servir.

Nota: a temperatura da fritadeira deve ser de 400°F

Nutrição:

Calorias 483

Gordura 15g

Hidratos de Carbono 58g

Proteína 32g

7. Batatas ao Pequeno Almoço

Tempo de preparação: 10 minutos

Tempo de cozedura: 20 minutos

Porções: 6

Ingredientes:

1½ colheres de chá de azeite, divididas, e mais para nebulização

4 batatas grandes, com pele, cortadas em cubos

2 colheres de chá de sal temperado, dividido

1 colher de chá de alho picado, dividido

2 pimentões verdes ou vermelhos grandes, cortados em pedaços de 1 polegada

½ cebola, cortada em cubos

Direcções:

Nebulizar ligeiramente o cesto da fritadeira com azeite de oliva. Numa tigela média, atirar as batatas com ½ colher de chá de azeite de oliva. Polvilhar com 1 colher de chá de sal temperado e ½ colher de chá de alho picado. Mexer para revestir.

Colocar as batatas temperadas no cesto da fritadeira numa única camada. Cozinhar durante 5 minutos. Sacudir o cesto e cozinhar durante mais 5 minutos. Entretanto, numa tigela média, atirar o pimentão e a cebola com a restante ½ colher de chá de azeite. Polvilhar os pimentos e a cebola com a restante 1 colher de chá de sal temperado e ½ colher de chá de alho picado Mexer para revestir.

Acrescentar os pimentos e cebolas temperados ao cesto da fritadeira com as batatas. Cozinhar durante 5 minutos. Agitar o cesto e cozinhar durante mais 5 minutos.

Nota: a temperatura da fritadeira deve ser de 400°F

Ar Fritar como um Pro: Se gostar das suas batatas de pequeno-almoço extra crocantes, pulverize-as com um pouco de azeite extra a meio caminho e adicione alguns minutos ao tempo de cozedura. No entanto, isso irá adicionar calorias, por isso esteja atento.

Nutrição:

Calorias199

Gordura 1g

Hidratos de Carbono 43g

Proteína 5g

8. Barcos de pequeno-almoço de batata cozida

Tempo de preparação: 10 minutos

Tempo de cozedura: 20 minutos

Porções: 4

Ingredientes:

2 batatas russet grandes, esfregadas

Azeite de oliva

Sal

Pimenta preta moída na altura

4 ovos

2 colheres de sopa de bacon picado e cozido

1 chávena de queijo cheddar ralado

Ingredientes:

Furos nas batatas com um garfo e microondas na potência máxima durante 5 minutos. Virar as batatas e cozinhar mais 3 a 5 minutos, ou até que as batatas estejam tenras no garfo. Cortar as batatas ao meio no sentido do comprimento e usar uma colher para retirar o interior da batata. Tenha o cuidado de deixar uma camada de batata para que esta faça um "barco" robusto. Pulverizar ligeiramente o cesto da fritadeira com azeite de oliva. Pulverizar o lado da pele da batata com óleo e polvilhar com sal e pimenta a gosto.

Colocar as peles de batata no cesto da fritadeira com a pele para baixo. Craquear um ovo em cada pele de batata. Polvilhar ½ colher de sopa de pedaços de bacon e ¼ chávena de queijo desfiado em cima de cada ovo. Polvilhe-o com sal e pimenta a gosto. Fritar ao ar até a gema estar ligeiramente escorrida, 5 a 6 minutos, ou até a gema estar totalmente cozida, 7 a 10 minutos.

Nota: a temperatura da fritadeira deve ser de 350°F

Nutrição:

Calorias 338

Gordura 15g

Hidratos de carbono 35g; Proteína 17g

9. Frittata Grega

Tempo de preparação: 10 minutos

Tempo de cozedura: 20 minutos

Porções: 4

Ingredientes:

Azeite de oliva

5 ovos

¼ colher de chá de sal

⅛ colher de chá de pimenta preta recém moída

1 chávena de folhas de espinafre bebé, trituradas

½ copo de tomate de uva cortado pela metade

½ chávena de queijo feta esmigalhado

Direcções:

Pulverizar uma pequena frigideira de ar redonda com azeite de oliva. Numa tigela média, bater os ovos, sal, e pimenta e batedor para combinar. Adicionar os espinafres e mexer para combinar. Verter ½ chávena da mistura de ovos para a frigideira. Polvilhar ¼ chávena do tomate e ¼ chávena do feta em cima da mistura de ovos. Cubra a frigideira com folha de alumínio e fixe-a à volta das bordas.

Coloque a frigideira cuidadosamente no cesto da fritadeira. Fritar ao ar durante 12 minutos. Retirar a folha de alumínio da frigideira e cozinhar até os ovos estarem prontos, 5 a 7 minutos. Retirar a frita da frigideira e colocar numa travessa para servir. Repetir com os restantes ingredientes.

Nota: a temperatura da fritadeira deve ser de 350°F.

Ar Fritar como um Pro: Pulverizar a frigideira de antemão facilita a remoção da frittata para que se possa usar a frigideira para fazer a segunda frittata. Em alternativa, pode usar duas frigideiras.

Nutrição:

Calorias 146

Gordura 10g

Hidratos de Carbono 3g

Proteína 11g

10. Mini Frittata de Camarão

Tempo de preparação: 15 minutos

Tempo de cozedura: 20 minutos

Porções: 4

Ingredientes:

1 colher de chá de azeite, mais para pulverizar

½ pequeno pimentão vermelho, finamente cortado em cubos

1 colher de chá de alho picado

1 lata (4 onças) de camarão minúsculo, drenado

Sal

Pimenta preta moída na altura

4 ovos, batidos

4 colheres de chá de requeijão

Direcções:

Pulverizar quatro ramequins com azeite de oliva. Numa frigideira média em calor médio-baixo, aquecer 1 colher de chá de azeite de oliva. Adicionar o pimentão e o alho e saltear até que a pimenta esteja macia, cerca de 5 minutos. Acrescentar o camarão, temperá-lo com pimenta e sal, e cozinhar até estar quente, 1 a 2 minutos. Retirar do lume.

Adicionar os ovos e mexer para combinar. Deitar um quarto da mistura em cada ramequim. Colocar 2 ramequins no cesto da fritadeira e cozinhar durante 6 minutos. Retirar o cesto da fritadeira e mexer a mistura em cada ramequim. Cobrir cada fritatta com 1 colher de chá de requeijão. Devolver o cesto da fritadeira à fritadeira ao ar e cozinhar até que os ovos estejam colocados e o topo esteja levemente dourado, 4 a 5 minutos. Repetir com os dois ramequins restantes.

Nota: a temperatura da fritadeira deve ser de 350°F.

Nutrição:

Calorias 114

Gordura 7g

Hidratos de Carbono 1g

Proteína 12g

11. Mini Quiche de Espinafres e Cogumelos

Tempo de preparação: 10 minutos

Tempo de cozedura: 15 minutos

Porções: 4

Ingredientes:

1 colher de chá de azeite, mais para pulverizar

1 chávena de cogumelos grosseiramente picados

1 chávena de espinafre bebé fresco, desfiado

4 ovos, batidos

½ copo de queijo Cheddar triturado

½ copo de queijo mozzarella ralado

¼ colher de chá de sal

¼ colher de chá de pimenta preta

Direcções:

Pulverizar 4 copos de silicone para assar com azeite de oliva e reservar. Numa panela média salteada em lume médio, aquecer 1 colher de chá de azeite de oliva. Acrescentar os cogumelos e saltear até ficar macio, 3 a 4 minutos.

Adicionar os espinafres e cozinhar até murchar, 1 a 2 minutos. Deixar de lado. Numa tigela média, bater juntos os ovos, queijo Cheddar, queijo mozzarella, sal e pimenta. Dobrar suavemente os cogumelos e os espinafres na mistura de ovos. Deitar ¼ da mistura em cada taça de cozedura de silicone. Colocar as taças de cozedura no cesto da fritadeira e fritar ao ar durante 5 minutos. Mexer ligeiramente a mistura em cada ramequim e fritar ao ar até que o ovo tenha assado, mais 3 a 5 minutos.

Nota: a temperatura da fritadeira deve ser de 350°F.

Nutrição:

Calorias 183

Gordura 13g

Hidratos de Carbono 3g

Proteína 14g

12. Ovos em Ninhos de Abobrinhas

Tempo de preparação: 5 minutos

Tempo de cozedura: 7 minutos

Porções: 4

Ingredientes:

4 colheres de chá de manteiga

½ tsp. paprika

½ tsp. pimenta preta

¼ tsp. sal marinho

Queijo cheddar de 4 oz., desfiado

4 ovos

Abobrinhas de 8 oz., raladas

Direcções:

Rale as abobrinhas e coloque a manteiga em ramequins. Adicionar as abobrinhas raladas em ramequins em forma de ninhos.

Polvilhar os ninhos de abobrinha com sal, pimenta e colorau. Bater os ovos e verter sobre os ninhos de abobrinhas. Misturar os ovos por cima com queijo cheddar ralado.

Pré-aquecer o cesto da fritadeira e cozinhar o prato durante 7 minutos. Quando os ninhos de abobrinha estiverem cozinhados, arrefecê-los durante 3 minutos e servi-los nos ramequins.

Nutrição:

Calorias 221

Gordura 17.7g

Carboidratos 2.9g

Proteína 13.4g

13. Tiras de frango para o pequeno-almoço

Tempo de preparação: 5 minutos

Tempo de cozedura: 12 minutos

Porções: 4

Ingredientes:

1 colher de chá de páprica

1 colher de sopa de creme

1 lb. de filete de frango

½ tsp. sal

½ tsp. pimenta preta

Direcções:

Cortar o filete de frango em tiras. Polvilhar os filetes de frango com sal e pimenta. Pré-aquecer a fritadeira ao ar para 365°Fahrenheit. Colocar a manteiga no tabuleiro do cesto do ar e adicionar as tiras de frango.

Cozinhar as tiras de frango durante 6 minutos. Virar as tiras de frango para o outro lado e cozinhá-las durante mais 5 minutos. Depois de cozidas as tiras, polvilhe-as com natas e paprica, e depois transfira-as para pratos de servir. Servir quente.

Nutrição:

Calorias 245

Gordura 11.5g

Carboidratos 0.6g

Proteína 33g

14. Pequeno almoço Chicken Hash

Tempo de preparação: 5 minutos

Tempo de cozedura: 14 minutos

Porções: 3

Ingredientes:

6 oz. de couve-flor, cortada

Filete de frango de 7 oz.

1 colher de sopa de água

1 pimenta verde, picada

½ cebola amarela, cortada em cubos

1 colher de chá de pimenta preta moída

3 colheres de sopa de manteiga

1 colher de sopa de creme

Direcções:

Picar a couve-flor e colocá-la no misturador e misturá-la cuidadosamente até obter arroz de couve-flor. Cortar o filete de frango em pequenos pedaços. Polvilhar o filete de frango com pimenta preta moída e mexer. Pré-aqueça a sua fritadeira a ar para 380°Fahrenheit. Corte a cebola amarela em cubos e corte a pimenta verde em pedaços. Numa grande tigela de mistura, combine os ingredientes e depois adicione a mistura ao cesto da fritadeira. Depois cozer durante 14 minutos e servir haxixe de frango quente!

Nutrição:

Calorias 261

Gordura 16.8g

Carboidratos 7.1g

Proteína 21g

15. Pão de ar Keto

Tempo de preparação: 10 minutos

Tempo de cozedura: 25 minutos

Porções: 19

Ingredientes:

1 chávena de farinha de amêndoa

¼ sal marinho

1 colher de chá de fermento em pó

¼ chávena de manteiga

3 ovos

Direcções:

Partir os ovos para uma tigela e depois misturá-los com uma varinha mágica. Derreter a manteiga à temperatura ambiente.

Pegar na manteiga derretida e adicioná-la à mistura de ovos. Acrescentar o sal, fermento em pó e farinha de amêndoa à mistura de ovos e amassar a massa.

Cobrir a massa preparada com uma toalha durante 10 minutos para descansar. Entretanto, pré-aqueça a sua fritadeira a ar para 360°Fahrenheit.

Colocar a massa preparada na lata de fritar ao ar e cozinhar o pão durante 10 minutos. Depois reduzir o calor para 350°Fahrenheit e cozer o pão durante 15 minutos adicionais.

Pode usar um palito para verificar se o pão está cozinhado. Transferir o pão para uma tábua de madeira para permitir o seu arrefecimento. Uma vez o pão arrefecido, cortá-lo e servi-lo.

Nutrição:

Calorias 40

Gordura 3.9g

Carboidratos 0.5g

Proteína 1.2g

16. Kale Breakfast Fritters

Tempo de preparação: 7 minutos

Tempo de cozedura: 8 minutos

Porções: 8

Ingredientes:

couve de 12 oz., picada

1 colher de chá de óleo

1 colher de sopa de creme

1 colher de chá de páprica

½ tsp. sal marinho

2 colheres de sopa de farinha de amêndoa

1 ovo

1 colher de sopa de manteiga

½ cebola amarela, cortada em cubos

Direcções:

Lavar e picar a couve. Adicionar a couve picada ao misturador e misturá-la até ficar lisa. Cortar a cebola amarela em cubos.

Bater o ovo e bater numa tigela de mistura. Adicionar a farinha de amêndoa, pimentão, natas e sal a uma tigela com ovo batido e mexer.

Acrescentar a cebola cortada em cubos e a couve misturada ao recipiente de mistura e misturar até obter uma massa frita. Pré-aqueça a sua fritadeira a ar para 360°Fahrenheit.

Pulverizar o interior do cesto da fritadeira com azeite de oliva. Fazer bolinhos fritos de tamanho médio com mistura preparada e colocá-los num cesto de fritadeira a ar.

Cozinhar os fritos de couve 4-minutos de cada lado. Depois de cozidos, deixá-los arrefecer e depois servir.

Nutrição:

Calorias 86

Gordura 5.6g

Carboidratos 6.8g

Proteína 3.6g

17. Ovos de Pequeno Almoço de Herbáceas

Tempo de preparação: 5 minutos

Tempo de cozedura: 17 minutos

Porções: 2

Ingredientes:

4 ovos

1 colher de chá de orégãos

1 colher de chá de salsa seca

½ tsp. sal marinho

1 colher de sopa de cebolinho, picado

1 colher de sopa de creme

1 colher de chá de páprica

Direcções:

Colocar os ovos no cesto da fritadeira e cozinhá-los durante 17 minutos em 320°Fahrenheit. Entretanto, combinar a salsa, orégãos, natas e sal numa tigela rasa.

Picar o cebolinho e adicioná-lo à mistura de natas. Quando os ovos estiverem cozidos, colocá-los em água fria e deixá-los arrefecer.

Depois disto, descasque os ovos e corte-os em metades. Retirar as gemas e adicionar gemas à mistura de natas e puré para misturar bem com um garfo. Em seguida, encher as claras de ovo com a mistura de gema de ovo com natas. Servir de imediato.

Nutrição:

Calorias 136

Gordura 9.3g

Carboidratos 2.1g

Proteína 11.4g

18. Keto Quiche de Espinafres

Tempo de preparação: 10 minutos

Tempo de cozedura: 21 minutos

Porções: 6

Ingredientes:

Queijo cheddar de 6 oz., desfiado

1 colher de chá de azeite

3 ovos

1 colher de chá de pimenta preta moída

½ cebola amarela, cortada em cubos

¼ chávena de queijo creme

1 chávena de espinafres

1 colher de chá de sal marinho

4 colheres de sopa de água, fervida

½ chávena de farinha de amêndoa

Direcções:

Combinar a farinha de amêndoa, água, e sal. Misturar e amassar a massa. Pulverizar o interior do cesto da fritadeira com azeite de oliva. Colocar a sua fritadeira a ar para 375°Fahrenheit.

Enrole a massa e coloque-a no seu tabuleiro do cesto de fritar com a forma da crosta. Coloque o tabuleiro do cesto da fritadeira a ar dentro da fritadeira e cozinhe durante 5 minutos. Picar o espinafre e combiná-lo com o queijo creme e pimenta preta moída.

Corte a cebola amarela em cubos e adicione-a à mistura de espinafres e mexa. Bater os ovos numa tigela. Quando a côdea de quiche estiver cozida, transfira o recheio de espinafres. Polvilhar o recheio com queijo ralado e verter os ovos batidos por cima. Colocar a fritadeira a ar para 350°Fahrenheit.

Cozinhar a quiche durante 7 minutos. Reduzir o calor para 300°Fahrenheit e cozinhar a quiche por mais 9 minutos. Deixar a quiche arrefecer completamente e depois cortá-la em pedaços para servir.

Nutrição:

Calorias 248

Gordura 20.2g

Carboidratos 4.1g

Proteína 12.8g

19. A papa de sementes

Tempo de preparação: 7 minutos

Tempo de cozedura: 12 minutos

Porções: 3

Ingredientes:

1 colher de sopa de manteiga

¼ tsp. noz-moscada

1/3 chávena de creme de leite

1 ovo

¼ tsp. sal

3 colheres de sopa de sementes de sésamo

3 colheres de sopa de sementes de chia

Direcções:

Coloque a manteiga na sua bandeja de cesto de fritadeira de ar. Adicione as sementes de chia, sementes de sésamo, creme de leite, noz-moscada, e sal. Mexer suavemente. Bater o ovo numa chávena e bater com um garfo.

Adicionar o ovo batido ao tabuleiro do cesto da fritadeira de ar. Mexer a mistura com uma espátula de madeira. Pré-aqueça a sua fritadeira a ar para 375°Fahrenheit. Coloque o tabuleiro do cesto da fritadeira a ar na fritadeira a ar e cozinhe as papas durante 12 minutos.

Mexer cerca de 3 vezes durante o processo de cozedura. Retirar imediatamente a papa do tabuleiro do cesto de fritadeira e servir quente!

Nutrição:

Calorias 275

Gordura 22.5g

Carboidratos 13.2g

Proteína 7.9g

20. Sanduíche de pequeno-almoço sem pão Keto

Tempo de preparação: 7 minutos

Tempo de cozedura: 16 minutos

Porções: 2

Ingredientes:

Frango moído de 6 oz.

2 fatias de queijo cheddar

2 folhas de alface

1 colher de sopa de endro, seco

½ tsp. sal marinho

1 ovo

1 tsp.cayenne pimenta

1 colher de chá de puré de tomate

Direcções:

Combinar o frango moído com a pimenta e o sal marinho. Acrescentar o endro seco e mexer. Bater o ovo na mistura da galinha moída. Fazer 2 hambúrgueres de tamanho médio a partir da mistura de galinha moída. Pré-aqueça a sua fritadeira ao ar para 380°Fahrenheit. Pulverizar o tabuleiro do cesto da fritadeira ao ar com azeite e colocar os hambúrgueres de galinha moídos dentro do mesmo. Cozer os hambúrgueres de frango durante 10 minutos. Virar os hambúrgueres e cozinhar durante mais 6 minutos. Quando os hambúrgueres estiverem cozinhados, transferi-los para as folhas de alface. Polvilhar a parte superior deles com puré de tomate e com uma fatia de queijo cheddar. Servir imediatamente!

Nutrição:

Calorias 324

Gordura 19.2g

Carboidratos 2.3g

Proteína 34.8g

21. Omelete Ocidental

Tempo de preparação: 8 minutos

Tempo de cozedura: 15 minutos

Porções: 4

Ingredientes:

1 pimenta verde

5 ovos

½ cebola amarela, cortada em cubos

Queijo parmesão de 3 oz., desfiado

1 colher de chá de manteiga

1 colher de chá de orégãos, secos

1 colher dc chá de coentro, seco

1 colher de chá de azeite

3 colheres de sopa de creme de queijo

Direcções:

Numa tigela, junte os ovos e bata os ovos. Polvilhar o coentro, os orégãos, e o queijo creme nos ovos. Adicionar o parmesão ralado e misturar bem a mistura dos ovos. Pré-aqueça a sua fritadeira a ar para 360°Fahrenheit. Deite a mistura de ovos no tabuleiro do cesto da fritadeira ao ar e coloque-a na fritadeira ao ar. Cozer a omelete durante

10 minutos. Entretanto, picar a pimenta verde e cortar a cebola em cubos. Verter azeite para uma frigideira e pré-aquecer bem em lume médio. Adicionar a pimenta verde picada e a cebola à frigideira e assar durante 8-minutos. Mexer os legumes com frequência. Retirar a omelete do tabuleiro do cesto da fritadeira e colocá-la num prato de serviço. Acrescentar os legumes assados e servir quente.

Nutrição:

Calorias 204

Gordura 14.9g

Carboidratos 4.3g

Proteína 14.8g

Capítulo 2. Pratos Vegetais e Laterais

22. Milho sobre Cobs

Tempo de preparação: 10 minutos

Tempo de cozedura: 10 minutos

Porções: 2

Ingredientes:

1. 2 milho fresco sobre espigas
2. 2 colheres de chá de manteiga
3. 1 colher de chá de sal
4. 1 colher de chá de paprica
5. ¼ colher de chá de azeite de oliva

Direcções:

- Pré-aqueça a fritadeira de ar a 400 F.
- Esfregar o milho em espigas com o sal e a páprica.
- Depois polvilhar o milho em espigas com o azeite de oliva.
- Colocar o milho sobre espigas no cesto da fritadeira.
- Cozinhar o milho em espigas durante 10 minutos.
- Quando o tempo acabar - transferir o milho em espigas para os pratos de servir e esfregar suavemente com a manteiga.
- Servir a refeição imediatamente.
- Desfrute!

Nutrição:

Calorias 122,

Gordura 5.5,

Fibra 2.4,

Carboidratos 17.6,

Proteína 3.2

23. Feijão Verde Cebola

Tempo de preparação: 10 minutos

Tempo de cozedura: 12 minutos

Porções: 2

Ingredientes:

1. Feijão verde de 11 oz
2. 1 colher de sopa de cebola em pó
3. 1 colher de sopa de azeite de oliva
4. ½ colher de chá de sal
5. ¼ colher de chá de flocos de pimenta

Direcções:

- Lavar cuidadosamente os feijões verdes e colocá-los na tigela.
- Polvilhar o feijão verde com a cebola em pó, sal, flocos de pimenta e azeite de oliva.
- Sacudir cuidadosamente o feijão verde.
- Pré-aqueça a fritadeira de ar a 400 F.
- Colocar o feijão verde na fritadeira ao ar e cozinhar durante 8 minutos.
- Depois disto, sacudir os feijões verdes e cozinhá-los durante mais 4 minutos a 400 F.
- Quando o tempo acabar - sacudir o feijão verde.
- Sirva o acompanhamento e divirta-se!

Nutrição:

Calorias 1205,

Gordura 7.2,

Fibra 5.5,

Carboidratos 13.9,

Proteína 3.2

24. Puré de Batata

Tempo de preparação: 10 minutos

Tempo de cozedura: 15 minutos

Porções: 2

Ingredientes:

1. 2 batatas
2. 2 colheres de sopa de endro fresco, picado
3. 1 colher de chá de manteiga
4. ½ colher de chá de sal
5. ¼ copo meio e meio

Direcções:

- Pré-aqueça a fritadeira de ar a 390 F.
- Lavar bem as batatas e colocá-las na fritadeira ao ar.
- Cozinhar as batatas durante 15 minutos.
- Depois disto, retirar as batatas da fritadeira ao ar.
- Descascar as batatas.
- Amassar as batatas com a ajuda do poço do garfo.
- Em seguida, adicionar o endro fresco picado e sal.
- Mexer suavemente e adicionar manteiga e metade e metade e metade.
- Pegar na varinha mágica e misturar bem a mistura.
- Quando o puré de batata estiver cozido - servi-lo imediatamente. Desfrute!

Nutrição:

Calorias 211,

Gordura 5.7,

Fibra 5.5,

Carboidratos 36.5,

Proteína 5.1

25. Natas de batata

Tempo de preparação: 15 minutos

Tempo de cozedura: 20 minutos

Porções: 2

Ingredientes:

1. 3 batatas médias, esfregadas
2. ½ colher de chá de sal kosher
3. 1 colher de sopa de tempero italiano
4. 1/3 creme de chávena
5. ½ colher de chá de pimenta preta moída

Direcções:

- Fatiar as batatas.
- Pré-aqueça a fritadeira de ar a 365 F.
- Fazer a camada a partir da batata fatiada no cesto da fritadeira ao ar.
- Polvilhar a camada de batata com o sal kosher e pimenta preta moída.
- Depois disto, faça a segunda camada da batata e polvilhe-a com tempero italiano.
- Fazer a última camada da batata fatiada e verter o creme.
- Cozinhar a batata da vieira durante 20 minutos.
- Quando a batata vieira estiver cozinhada - deixá-la arrefecer até à temperatura ambiente. Desfrute!

Nutrição:

Calorias 269,

Gordura 4.7,

Fibra 7.8,

Carboidratos 52.6,

Proteína 5.8

26. Chard com Cheddar

Tempo de preparação: 10 minutos

Tempo de cozedura: 11 minutos

Porções: 2

Ingredientes:

1. Queijo Cheddar de 3 oz, ralado
2. acelga suíça de 10 oz
3. 3 colheres de sopa de creme
4. 1 colher de sopa de óleo de sésamo
5. sal e pimenta q.b.

Direcções:

- Lavar cuidadosamente a acelga suíça e cortá-la grosseiramente.
- Depois disto, polvilhar acelga picada com sal e pimenta branca moída.
- Agitar com cuidado.
- Polvilhar a acelga com o óleo de sésamo e mexê-la cuidadosamente com a ajuda de 2 espátulas.
- Pré-aqueça a fritadeira de ar a 260 F.
- Colocar o acelga suíço picado no cesto de fritadeira e cozinhar durante 6 minutos.
- Sacudir após 3 minutos de cozedura.
- Depois deitar o creme no cesto da fritadeira e misturá-lo.
- Cozinhar a refeição durante mais 3 minutos.
- Depois aumentar a temperatura para 400 F.
- Polvilhar a refeição com o queijo ralado e cozinhar durante mais 2 minutos.
- Depois disto, transferir a refeição para os pratos de serviço. Desfrute!

Nutrição:

Calorias 272; Gordura 22.3;

Fibra 2.5; Carboidratos 6.7; Proteína 13.3

27. Cunhas de abóbora de chili

Tempo de preparação: 10 minutos

Tempo de cozedura: 18 minutos

Porções: 2

Ingredientes:

1. Abóbora de milho de 11 onças
2. ½ colher de chá de sal
3. colher de sopa de azeite
4. ½ colher de chá de pimenta malagueta
5. ½ colher de chá de paprica

Direcções:

- Cortar as abóboras de milho nas cunhas de servir.
- Polvilhar as cunhas com sal, azeite, pimenta malagueta e pimentão.
- Massageie as cunhas suavemente.
- Pré-aqueça a fritadeira de ar a 400 F.
- Colocar calços de abóbora de milho no cesto da fritadeira e cozinhar durante 18 minutos.
- Virar as cunhas para outro lado após 9 minutos de cozedura.
- Servir a refeição cozinhada quente. Desfrute!

Nutrição:

Calorias 125,

Gordura 7.2,

Fibra 2.6,

Carboidratos 16.7,

Proteína 1.4

28. Cenouras de mel com verduras

Tempo de preparação: 7 minutos

Tempo de cozedura: 12 minutos

Porções: 2

Ingredientes:

1. 1 chávena de cenoura bebé
2. ½ colher de chá de sal
3. ½ colher de chá de pimenta branca
4. 1 colher de sopa de mel
5. 1 colher de chá de óleo de sésamo

Direcções:

- Pré-aqueça a fritadeira de ar a 385 F.
- Combinar a cenoura bebé com o sal, a pimenta branca e o óleo de sésamo.
- Sacudir a cenoura bebé e transferir para o cesto de fritadeira.
- Cozinhar os legumes durante 10 minutos.
- Depois disto, adicionar mel e sacudir os legumes.
- Cozinhar a refeição durante 2 minutos.
- Depois disto, sacudir os legumes e servir imediatamente.
- Desfrute!

Nutrição:

Calorias 83,

Gordura 2.4,

Fibra 2.6,

Carboidratos 16,

Proteína 0.6

29. Fritos de couve-flor do Sul da Ásia

Tempo de preparação: 5 minutos

Tempo de cozedura: 20 minutos

Porções: 4

Ingredientes:

1. 1 couve-flor grande cortada em floretes
2. 3 colheres de sopa de iogurte grego
3. 3 colheres de sopa de farinha
4. ½ colher de chá de curcuma moído
5. ½ colher de chá de cominho moído
6. ½ colher de chá de paprica moída
7. 12 colheres de chá de coentros moídos
8. ½ colher de chá de sal
9. ½ colher de chá de pimenta preta

Direcções:

- Utilizando uma tigela grande, adicionar e misturar correctamente o iogurte grego, a farinha e os condimentos.
- Adicionar os floretes de couve-flor e atirá-los até estarem bem cobertos
- Aqueça a sua fritadeira de ar a 390 graus Fahrenheit.
- Unte o seu cesto de fritadeira com um spray de cozedura antiaderente e adicione metade dos floretes de couve-flor.
- Cozinhá-lo durante 10 minutos ou até ficar castanho dourado e estaladiço, depois agitá-lo após 5 minutos. (Repetir isto com a outra metade).
- Sirva e desfrute!

Nutrição:

Calorias: 120, Gordura: 4g, Proteína: 7,5g,

Hidratos de carbono: 14g, Fibra dietética: 3.4g

30. Tofu Supremo Frito a Ar

Tempo de preparação: 5 minutos

Tempo de cozedura: 50 minutos

Porções: 4

Ingredientes:

1. 1 bloco de tofu prensado e cortado em cubos de 1 polegada de tofu extra-firme
2. 2 colheres de sopa de molho de soja
3. 1 colher de chá de vinagre de arroz temperado
4. 2 colheres de chá de óleo de gergelim tostado
5. 1 colher de sopa de amido de milho

Direcções:

- Usando uma tigela, adicionar e atirar o tofu, molho de soja, vinagre de arroz temperado, óleo de sésamo até estar devidamente coberto.

- Coloque-a dentro do seu frigorífico e deixe marinar durante 30 minutos.

- Pré-aqueça a sua fritadeira de ar a 370 graus Fahrenheit.

- Acrescentar o amido de milho à mistura de tofu e atirá-lo até estar devidamente coberto.

- Unte o seu cesto de fritadeira com um spray de cozinha antiaderente e adicione o tofu dentro do seu cesto.

- Cozinhá-lo durante 20 minutos a 370 graus Fahrenheit, e abaná-lo após 10 minutos.

- Sirva e desfrute!

Nutrição:

Calorias: 80,

Gordura: 5.8g,

Proteína: 5g,

Hidratos de carbono: 3g,

Fibra dietética: 1.2g

31. Não é a sua média de Fichas de Zucchini Parmesão

Tempo de preparação: 5 minutos

Tempo de cozedura: 10 minutos

Porções: 4

Ingredientes:

1. 2 zucchinis fatiados finamente
2. 1 ovo batido
3. ½ chávena de pão ralado panko
4. ½ chávena de queijo parmesão ralado
5. sal e pimenta preta

Direcções:

- Prepare a sua aboborinha utilizando um bandolim ou uma faca para cortar as aboborinhas em fatias finas.
- Utilizar um pano para secar as batatas fritas das abobrinhas.
- Depois, utilizando uma tigela, adicionar os ovos e bater-lhe devidamente. Depois disso, colher outra tigela, e adicionar o pão ralado, queijo parmesão, sal, e pimenta preta.
- Derrubar as lascas de abobrinha na mistura de ovos e depois cobri-la com a mistura de parmesão e pastelão.
- Unte as batatas fritas de abobrinha com um spray de cozedura antiaderente e coloque-o dentro da sua fritadeira.
- Cozinhá-lo durante 8 minutos a 350 graus Fahrenheit.
- Uma vez feito, retire-o cuidadosamente da sua fritadeira e polvilhe outra colher de chá de sal para lhe dar algum sabor. Sirva e desfrute!

Nutrição:

Calorias: 100, Gordura: 6g,

Proteína: 4g,

Hidratos de carbono 9g,

Fibra dietética: 1.8g

32. Milho Torrado Sky-High

Tempo de preparação: 5 minutos

Tempo de cozedura: 10 minutos

Porções: 4

Ingredientes:

1. 4 espigas de milho sem casca
2. 1 colher de sopa de azeite de oliva
3. 1 colher de chá de sal
4. 1 colher de chá de pimenta preta

Direcções:

- Aqueça a sua fritadeira de ar a 400 Fahrenheit.
- Polvilhar as espigas de milho com o azeite, sal e pimenta preta.
- Coloque-o dentro da sua fritadeira e coza-o durante 10 minutos a 400 graus Fahrenheit.
- Sirva e desfrute!

Nutrição:

Calorias: 100,

Gordura: 1g,

Proteína: 3g,

Fibra dietética: 3g,

Hidratos de carbono: 22g

33. Cenouras Fritas com Glaze de Mel

Tempo de preparação: 5 minutos

Tempo de cozedura: 10 minutos

Porções: 1

Ingredientes:

1. 3 chávenas de cenouras cortadas em pedaços de cenouras de polegada em ½
2. 1 colher de sopa de azeite de oliva
3. 2 colheres de sopa de mel
4. 1 colher de sopa de açúcar mascavado
5. sal e pimenta preta

Direcções:

- Aqueça a sua fritadeira de ar a 390 Fahrenheit.
- Utilizando uma tigela, adicionar e atirar os pedaços de cenoura, azeite, mel, açúcar castanho, sal e a pimenta preta até que esteja devidamente coberta.
- Coloque-o dentro da sua fritadeira e adicione as cenouras glaceadas temperadas.
- Cozinhá-lo durante 12 minutos a 390 graus Fahrenheit, e depois tremer após 6 minutos. Sirva e desfrute!

Nutrição:

Calorias: 90,

Gordura: 3,5g,

Fibra dietética: 2g,

Hidratos de carbono: 13g,

Proteína: 1g

34. Mordeduras flamejantes de couve-flor de búfalo

Tempo de preparação: 5 minutos

Tempo de cozedura: 20 minutos

Porções: 4

Ingredientes:

1. 1 cabeça de couve-flor grande cortada em floretes
2. 3 ovos batidos
3. 2/3 chávena de amido de milho

4. 2 colheres de sopa de manteiga derretida

5. ¼ chávena de molho picante

Direcções:

- Aqueça a sua fritadeira de ar a 360 Fahrenheit.
- Utilizando uma grande tigela de mistura, adicionar e misturar correctamente os ovos e o amido de milho.
- Adicionar a couve-flor, atirá-la suavemente até estar devidamente coberta com a massa, sacudi-la no caso de qualquer excesso de massa e pô-la de lado.
- Unte o seu cesto de fritadeira com um spray de cozedura antiaderente e adicione as mordeduras de couve-flor que lhe exigirão que trabalhe em lotes.
- Cozinhar a couve-flor durante 15 a 20 minutos ou até que tenha uma cor castanha dourada e uma textura crocante, enquanto ainda se agita ocasionalmente.
- Depois, utilizando um pequeno recipiente misturador, adicionar e misturar correctamente a manteiga derretida e o molho picante.
- Uma vez feitas as picadas de couve-flor, retire-a da sua fritadeira de ar e coloque-a numa tigela grande. Verta o molho de búfalo sobre as picadas de couve-flor e atire-o até estar devidamente coberto.
- Sirva e desfrute!

Nutrição:

Calorias: 240,

Gordura: 5,5g,

Fibra dietética: 6.3g,

Proteína: 8.8g,

Hidratos de carbono: 37g

35. Rebentos de Bruxelas estaladiços

Tempo de preparação: 5 minutos

Tempo de cozedura: 10 minutos

Porções: 2

Ingredientes:

- ½ libra couves de bruxelas, cortadas ao meio
- ½ colher de sopa de óleo
- ½ colher de sopa de manteiga sem sal, derretida

Direcções:

- Rebentos de borracha com óleo.
- Colocar no cesto da fritadeira no ar.
- Cozinhar a 400F durante 10 minutos. Mexer uma vez na metade do caminho.
- Retirar o cesto da fritadeira e chuviscar com manteiga derretida.
- Servir.

Nutrição:

Calorias: 90

Gordura: 6.1g; Carbo: 4g; Proteína: 2.9g

36. Pão plano

Tempo de preparação: 5 minutos

Tempo de cozedura: 7 minutos

Porções: 2

Ingredientes:

1. 1 chávena de queijo mozzarella ralado
2. ¼ chávena de farinha de amêndoa
3. 1-pelada de creme de queijo gordo amaciado

Direcções:

- Derreter a mozzarella no microondas durante 30 segundos. Mexer em farinha de amêndoa até ficar macia.
- Acrescentar queijo creme. Continuar a misturar até se formar a massa. Amassar com as mãos molhadas, se necessário.
- Dividir a massa em duas peças e enrolar até ¼ polegadas de espessura entre duas peças de pergaminho.
- Cobrir o cesto da fritadeira com pergaminho e colocar os pães planos no cesto da fritadeira. Trabalhar em lotes, se necessário.
- Cozinhar a 320F durante 7 minutos. Virar uma vez na metade do caminho.
- Servir.

Nutrição:

Calorias: 296

Gordura: 22.6g

Carb: 3.3g

Proteína: 16.3g

37. Repolho Cremoso

Tempo de preparação: 10 minutos

Tempo de cozedura: 20 minutos

Porções: 2

Ingredientes:

1. ½ cabeça de repolho verde, cortada
2. ½ cebola amarela, picada
3. Sal e pimenta preta, a gosto
4. ½ chávena de chantilly
5. 1 colher de sopa de amido de milho

Direcções:

- Colocar repolho e cebola na fritadeira de ar.

- Numa tigela, misturar amido de milho com natas, sal e pimenta. Mexer e verter sobre a couve.
- Atirar e cozinhar a 400F durante 20 minutos.
- Servir.

Nutrição:

Calorias: 208

Gordura: 10g

Carb: 16g; Proteína: 5g

38. Batata Cremosa

Tempo de preparação: 10 minutos

Tempo de cozedura: 20 minutos

Porções: 2

Ingredientes:

1. ¾ batatas em grão, descascadas e cortadas em cubos
2. 1 colher de sopa de azeite de oliva
3. Sal e pimenta preta, a gosto
4. ½ colher de sopa de paprica quente
5. ½ chávena iogurte grego

Direcções:

- Colocar batatas numa tigela, deitar água para cobrir, e deixar de lado durante 10 minutos. Escorra, seque e depois transfira para outra tigela.
- Adicionar sal, pimenta, colorau, e metade do óleo às batatas e misturar.
- Colocar batatas no cesto da fritadeira ao ar e cozinhar a 360F durante 20 minutos.
- Numa tigela, misturar iogurte com sal, pimenta e o resto do óleo e batedor.
- Dividir batatas em pratos, regar com molho de iogurte, misturar, e servir.

Nutrição:

Calorias: 170

Gordura: 3g

Carb: 20g; Proteína: 5g

39. Feijão Verde e Tomate Cereja

Tempo de preparação: 10 minutos

Tempo de cozedura: 15 minutos

Porções: 2

Ingredientes:

1. Tomate cereja de 8 onças
2. 8 onças de feijão verde
3. 1 colher de sopa de azeite de oliva
4. Sal e pimenta preta, a gosto

Direcções:

- Numa tigela, misturar tomate cereja com feijão verde, azeite, sal e pimenta. Misturar.
- Cozinhar na fritadeira a 400 graus F durante 15 minutos. Sacudir uma vez.
- Servir.

Nutrição:

Calorias: 162

Gordura: 6g

Carb: 8g

Proteína: 9g

40. Couves e batatas crocantes de Bruxelas

Tempo de preparação: 10 minutos

Tempo de cozedura: 8 minutos

Porções: 2

Ingredientes:

1. ¾ libra couves de bruxelas, lavadas e aparadas
2. ½ taça de batatas novas, picadas
3. 2 colheres de chá de migalhas de pão
4. Sal e pimenta preta, a gosto
5. 2 colheres de chá de manteiga

Direcções:

- Numa tigela, adicionar couves-de-bruxelas, batatas, migalhas de pão, sal, pimenta, e manteiga. Misturar bem.
- Colocar na fritadeira ao ar e cozinhar a 400F durante 8 minutos.
- Servir.

Nutrição:

Calorias: 152

Gordura: 3g

Carb: 17g; Proteína: 4g

41. Tomate de cama de ervas

Tempo de preparação: 10 minutos

Tempo de cozedura: 15 minutos

Porções: 2

Ingredientes:

1. 2 tomates grandes, cortados ao meio e de dentro para fora
2. Sal e pimenta preta, a gosto
3. ½ colher de sopa de azeite
4. 1 dente de alho, picado
5. ¼ colher de chá de tomilho, picado

Direcções:

- Na fritadeira ao ar, misturar tomate com tomilho, alho, óleo, sal e pimenta.
- Misturar e cozinhar a 390F durante 15 minutos.
- Servir.

Nutrição:

Calorias: 112

Gordura: 1g

Carb: 4g; Proteína: 4g

42. Leeks Fritados a Ar

Tempo de preparação: 10 minutos

Tempo de cozedura: 7 minutos

Porções: 2

Ingredientes:

1. 2 alhos-porós, lavados, pontas cortadas, e cortadas pela metade
2. Sal e pimenta preta, a gosto
3. ½ colher de sopa de manteiga, derretida
4. ½ colher de sopa de sumo de limão

Direcções:

- Esfregar alho-porro com manteiga derretida e temperar com sal e pimenta.
- Colocá-lo dentro da fritadeira e cozer a 350F durante 7 minutos.
- Arranjar numa travessa. Regar com sumo de limão e servir.

Nutrição:

Calorias: 100

Gordura: 4g

Carb: 6g; Proteína: 2g

43. Brócolos crocantes

Tempo de preparação: 10 minutos

Tempo de cozedura: 10 minutos

Porções: 4

Ingredientes:

1. 1 cabeça grande de brócolos frescos
2. 2 colheres de chá de azeite de oliva
3. colher de sopa de sumo de limão

Direcções:

- Enxaguar os brócolos e secar com palmadinhas. Cortar os floretes e separá-los. Também pode utilizar os caules dos brócolos; cortá-los em 1" pedaços e descascá-los.

- Atirar os brócolos, azeite, e sumo de limão numa tigela grande até serem revestidos.

- Assar os brócolos na fritadeira, em lotes, durante 10 a 14 minutos ou até os brócolos ficarem estaladiços e ligeiramente castanhos à volta das bordas. Repetir com os restantes brócolos. Servir de imediato.

Nutrição:

Calorias: 63; Gordura: 2g; Proteína: 4g; Hidratos de carbono: 10g; Sódio: 50mg; Fibra: 4g.

44. Pimentões de Alho-Roasted Bell Peppers

Tempo de preparação: 5 minutos

Tempo de cozedura: 20 minutos

Porções: 4

Ingredientes:

1. 4 pimentas, qualquer cor, semeadas, semeadas, retiradas as membranas, e cortadas em quartos
2. 1 colher de chá de azeite de oliva
3. 4 dentes de alho, picados

4. ½ colher de chá de tomilho seco

Direcções:

- Coloque os pimentos no cesto da fritadeira e regue com azeite. Atirar suavemente. Assar durante 15 minutos.
- Polvilhar com o alho e o tomilho. Assar durante mais 3 a 5 minutos, ou até que esteja tenro. Servir de imediato.

Nutrição:

Calorias: 36; Gordura: 1g

Proteína: 1g; hidratos de carbono: 5g;

Sódio: 21mg; Fibra: 2g;

45. Espargos com Alho

Tempo de preparação: 5 minutos

Tempo de cozedura: 10 minutos

Porções: 4

Ingredientes:

1. espargos de 1 libra, enxaguados, pontas arrancadas onde se quebram naturalmente (ver Tip)
2. 2 colheres de chá de azeite de oliva
3. 3 dentes de alho, picados
4. 2 colheres de sopa de vinagre balsâmico
5. ½ colher de chá de tomilho seco

Direcções:

1. Numa tigela enorme, misturar os espargos com o azeite de oliva. Transferir para o cesto da fritadeira.
2. Polvilhar com alho. Assar durante 4 a 5 minutos para os espargos crocantes ou 8 a 11 minutos para os espargos crocantes no exterior e tenros no interior.
3. Regar com o vinagre balsâmico e polvilhar com as folhas de tomilho. Servir imediatamente.

Nutrição:

Calorias: 41;

Gordura: 1g

Proteína: 3g;

Hidratos de carbono: 6g;

Sódio: 3mg;

46. Batata Doce Assada Queijo

Tempo de preparação: 5 minutos

Tempo de cozedura: 20 minutos

Porções: 4

Ingredientes:

- 2 batatas doces grandes, descascadas e fatiadas
- 1 colher de chá de azeite de oliva
- 1 colher de sopa de vinagre balsâmico branco
- 1 colher de chá de tomilho seco
- ¼ taça de queijo parmesão ralado

Direcções:

- Numa tigela grande, lavar as fatias de batata-doce com o azeite e atirar o azeite.
- Polvilhar com o vinagre balsâmico e tomilho e atirar de novo.
- Polvilhar as batatas com o queijo parmesão e atirar para o casaco.
- Assar as fatias, em lotes, no cesto da fritadeira durante 18 a 23 minutos, atirando as fatias de batata-doce no cesto uma vez durante a cozedura, até estarem tenras.
- Repetir com as restantes fatias de batata-doce. Servir de imediato.

Nutrição:

Calorias: 100; Gordura: 3g Proteína: 4g; Hidratos de carbono: 15g; Sódio: 132mg.

47. Alcachofras Salgadas de Limão

Tempo de preparação: 15 minutos

Tempo de cozedura: 45 minutos

Porções: 2

Ingredientes:

1. 1 limão
2. 2 alcachofras
3. 1 colher de chá de sal kosher
4. 1 cabeça de alho
5. 2 colheres de chá de azeite de oliva

Direcções:

- Cortar as arestas das alcachofras.
- Cortar o limão nas metades.
- Descascar a cabeça do alho e cortar grosseiramente os dentes de alho.
- Depois colocar o alho picado nas alcachofras.
- Polvilhar as alcachofras com o azeite e o sal kosher.
- Em seguida, espremer o sumo de limão para as alcachofras.
- Envolver as alcachofras na folha de alumínio.
- Pré-aqueça a fritadeira de ar a 330 F.
- Colocar as alcachofras embrulhadas na fritadeira ao ar e cozinhar durante 45 minutos.
- Quando as alcachofras são cozinhadas - deitar fora a folha de alumínio e servir.
- Desfrute!

Nutrição:

Calorias 133, Gordura 5,

Fibra 9.7,

Carboidratos 21.7,

Proteína 6

48. Espargos & Parmesão

Tempo de preparação: 10 minutos

Tempo de cozedura: 6 minutos

Porções: 2

Ingredientes:

1. 1 colher de chá de óleo de sésamo
2. espargos de 11 oz
3. 1 colher de chá de caldo de galinha
4. ½ colher de chá de pimenta branca moída
5. 3 oz Parmesão

Direcções:

- Lavar os espargos e cortá-los grosseiramente.
- Polvilhar os espargos picados com o caldo de galinha e a pimenta branca moída.
- Depois polvilhar os legumes com o óleo de sésamo e sacudi-los.
- Colocar os espargos no cesto da fritadeira.
- Cozinhar os legumes durante 4 minutos a 400 F.
- Entretanto, triturar queijo parmesão.
- Quando o tempo acabar - sacudir os espargos suavemente e polvilhar com o queijo desfiado.
- Cozinhar os espargos durante mais 2 minutos a 400 F.
- Depois disto, transferir os espargos cozidos para os pratos de serviço.
- Sirva-o e prove-o!

Nutrição:

Calorias 189,

Gordura 11.6,

Fibra 3.4,

Carboidratos 7.9

Proteína 17.2

49. Tomate recheado de Burrata-Burrato

Tempo de preparação: 5 minutos

Tempo de cozedura: 5 minutos

Porções: 4

Ingredientes:

- 4medium tomates
- ½ colher de chá de sal marinho fino
- 4(2-ounce) Burrata balls
- Folhas frescas de manjericão, para guarnição
- Azeite extra-virgem, para chuviscar

Instruções

1. Preparação dos Ingredientes. Pré-aquecer a fritadeira de ar a 300°F.
2. Extrair as sementes e membranas do tomate usando um balão ou colher de melão. Polvilhar as entranhas dos tomates com sal. Encher cada tomate com uma bola de Burrata.
3. Fritura por ar. Colocar na fritadeira e cozinhar durante 5 minutos, ou até que o queijo tenha amolecido.
4. Guarnição com azeite e folhas de manjericão. Servir quente.

Nutrição:

Calorias 108;

Gordura 7g;

Proteína 6g;

Total de carboidratos 5g;

Fibra 2g

50. Brócolos com Queijo Parmesão

Tempo de preparação: 5 minutos

Tempo de cozedura: 5 minutos

Porções: 4

Ingredientes:

- Floretas de brócolos de 1 libra
- 2 colheres de sopa de alho picado
- 2 colheres de sopa de azeite de oliva
- ¼ chávena de queijo parmesão ralado ou raspado

Instruções

1. Preparação dos Ingredientes. Pré-aquecer a fritadeira de ar a 360°F. Numa tigela, misturar os floretes de brócolos, alho, azeite, e queijo parmesão.
2. Fritura por ar. Colocar os brócolos no cesto da fritadeira a ar numa única camada e regular o temporizador e o vapor durante 4 minutos.

Nutrição:

Calorias: 130

Gordura: 3

Carboidratos: 5

Capítulo 3. Aves e receitas de carne

51. Fritadeira Manteiga de Ar Crispy

Tempo de preparação: 5 minutos

Tempo de cozedura: 15 minutos

Porções: 4

Ingredientes:

1. 2 (8-ounce) peitos de frango sem osso e sem pele
2. 1 manga Ritz crackers
3. 4 colheres de sopa (½ stick) de manteiga fria sem sal, cortada em fatias de 1 colher de sopa

Direcções:

- Preparação dos Ingredientes. Pulverizar o cesto de fritadeira a ar Cuisinart com azeite, ou pulverizar uma folha de cozedura do tamanho de uma fritadeira a ar com azeite ou spray de cozinha.

- Mergulhar os peitos de frango em água. Colocar as bolachas num saco de plástico reselável. Utilizando um macete ou as mãos, esmague as bolachas. Colocar os peitos de frango dentro do saco um de cada vez e revesti-los com as bolachas.

- Colocar o frango no cesto da fritadeira a ar untado, ou na chapa de cozedura untada, colocada no cesto da fritadeira a ar. Colocar 1 a 2 espetadas de manteiga em cada pedaço de frango.

- Fritura por ar. Ajuste a temperatura da sua Cuisinart AF para 370°F. Ajustar o temporizador e cozer durante 7 minutos.

- Usando pinças, virar o frango. Pulverizar o frango generosamente com azeite para evitar a poção não cozida. Reiniciar o temporizador e cozer durante mais 7 minutos.

- Verificar se a galinha atingiu uma temperatura interna de 165°F. Adicionar tempo de cozedura, se necessário. Utilizando pinças, retirar o frango da fritadeira ao ar e servir.

Nutrição:

Calorias: 750;

Gordura: 40g; hidratos de carbono: 38g; Proteína: 57g .

52. Peitos de frango leves e arejados

Tempo de preparação: 5 minutos

Tempo de cozedura: 15 minutos

Porções: 2

Ingredientes:

1. 2 ovos grandes
2. 1cup de migalhas de pão ou migalhas de pão panko
3. 1 colher de chá de tempero italiano
4. 4 a 5 colheres de sopa de óleo vegetal
5. 2 peitos sem osso, sem pele, de galinha

Direcções:

- Preparação dos Ingredientes. Pré-aquecer a fritadeira de ar Cuisinart a 370°F. Pulverizar o cesto da fritadeira Cuisinart air fryer com azeite ou spray de cozinha. Numa tigela pequena, bata os ovos até ficarem espumosos. Numa pequena tigela separada, misturar as migalhas de pão, o tempero italiano e o óleo. Mergulhar a galinha na mistura de ovos, depois na mistura de migalhas de pão. Colocar a galinha directamente no cesto da fritadeira ao ar untado, ou na folha de cozedura untada colocada no cesto.

- Fritura por ar. Pulverizar o frango generosa e minuciosamente com azeite de oliva para evitar a cozedura em pó, não cozido. Ajustar o temporizador e fritar durante 7 minutos. Utilizando pinças, virar o frango e pulverizá-lo generosamente com azeite. Repor o temporizador e fritar durante mais 7 minutos. Verificar se o frango atingiu uma temperatura interna de 165°F. Acrescentar o tempo de cozedura, se necessário. Quando o frango estiver completamente cozido, utilizar pinças para o retirar da fritadeira ao ar e servir.

Nutrição:

Calorias: 833;

Gordura: 46g;

Carboidratos: 40g;

Proteína: 65g;

53. Filetes de Frango, Brie & Presunto

Tempo de preparação: 5 minutos

Tempo de cozedura: 15 minutos

Porções: 4

1. **Ingredientes:**
2. 2 Grandes Filetes de Frango
3. Pimenta Negra Freshly Ground
4. 4 Pequenas fatias de Brie (ou o seu queijo de eleição)
5. 1 colher de sopa de cebolinho recém-cortado
6. 4 fatias de Presunto Curado

Direcções:

- Preparação dos Ingredientes. Fatie os filetes em quatro e faça incisões como faria para um pão de hambúrguer. Deixe uma pequena "dobradiça" por cortar atrás. Tempere o interior e ponha aí um pouco de brie e cebolinho. Feche-os, e envolva-os cada um numa fatia de presunto. Pincele com óleo e coloque-os no cesto.
- Fritura por ar. Aqueça a sua fritadeira a 350° F. Asse os pequenos pacotes até parecerem saborosos (15 min)

Nutrição:

Calorias: 850 ; Carboidratos: 43 g; Gordura: 50 g; Proteína: 76 g

54. Fritadeira Galinha da Cornualha

Tempo de preparação: 5 minutos

Tempo de cozedura: 30 minutos

Porções: 2

Ingredientes:

1. 2 colheres de sopa de tempero de frango Montreal
2. 1 (1½- a 2-pound) Galinha da Cornualha

Direcções:

- Pré-aqueça a fritadeira de ar Cuisinart a 390°F. Esfregar o tempero sobre o frango, cobrindo-o bem.
- Colocar a galinha no cesto. Ajustar o temporizador e assar durante 15 minutos.
- Virar o frango e cozinhar por mais 15 minutos. Verificar se o frango atingiu uma temperatura interna de 165°F. Adicionar o Tempo de Cozedura, se necessário.

Nutrição:

Calorias: 520; Gordura: 36g; Carboidratos: 0g; Proteína: 45g;

55. Asas de Turquia Frita por Ar

Tempo de preparação: 5 minutos

Tempo de cozedura: 26 minutos

Porções: 4

Ingredientes:

1. 2 libras de asas de peru
2. 3 colheres de sopa de azeite ou óleo de sésamo
3. 3 a 4 colheres de sopa de fricção de frango

Direcções:

- Colocar as asas de peru numa grande tigela de mistura. Verter o azeite para dentro da tigela e adicionar a fricção. Com as mãos, esfregar a mistura de azeite sobre as asas de peru. Colocar as asas de peru no cesto da fritadeira de ar.
- Fixe a temperatura da sua Fritadeira de Ar a 380°F. Ajuste o temporizador e torre por 13 minutos.
- Utilizando pinças, virar as asas. Reiniciar o temporizador e assar por mais 13 minutos. Retirar as asas de peru da fritadeira, prato, e servir.

Nutrição:

Calorias: 521;

Gordura: 34g;

Carboidratos: 4g;

Proteína: 52g;

56. Bife Frito de Frango Supremo

Tempo de preparação: 10 minutos

Tempo de cozedura: 30 minutos

Porções: 8

Ingredientes:

1. ½ libra redonda de fundo de vaca, cortada em tiras
2. 1 chávena de pão ralado
3. 2 ovos de tamanho médio
4. Uma pitada de sal e pimenta
5. ½ colher de sopa de tomilho moído

Direcções:

- Preparação dos Ingredientes. Cobrir o cesto da fritadeira de ar com uma camada de folha de alumínio, deixando as extremidades abertas para permitir que o ar flua através do cesto. Pré-aqueça a fritadeira a ar a 350 graus. Numa tigela, bater os ovos até ficarem fofos e até as gemas e as claras estarem totalmente combinadas, e reservar. Numa tigela separada, misturar as migalhas de pão, tomilho, sal e pimenta, e reservar. Um a um, mergulhar cada pedaço de bife cru na tigela com ingredientes secos, cobrindo todos os lados; depois submergir na tigela com ingredientes húmidos, e depois mergulhar novamente nos ingredientes secos. Esta camada dupla assegurará uma fritada de ar extra crocante. Colocar os pedaços de bife revestidos sobre a folha que cobre o cesto de fritadeira, numa única camada plana.
- Fritura por ar. Ajustar o temporizador de fritadeira a ar Cuisinart durante 15 minutos. Após 15 minutos, a fritadeira a ar desliga-se e o bife deve ser cozinhado a meio caminho e a cobertura panada começa a dourar. Utilizando pinças, virar cada pedaço de bife para assegurar uma fritura completa. Reiniciar a fritadeira a ar a 320° durante 15 minutos. Após 15 minutos, quando a fritadeira a ar se desligar, retirar as tiras de bife frito usando pinças e colocar num prato de serviço. Coma uma vez suficientemente fresco para manusear e desfrutar.

Nutrição:

Calorias: 421

Gordura: 26g

Hidratos de carbono: 8g

Proteína: 46g

57. Frango Marinado César Grelhado

Tempo de preparação: 10 minutos

Tempo de cozedura: 25 minutos

Porções: 4

Ingredientes:

1. ¼ crouton de taça
2. 1 colher de chá de raspa de limão. Formar em ovais, espetar e grelhar.
3. 1/2 chávena de parmesão
4. 1/4 chávena de pão ralado
5. Galinha moída de 1 libra
6. 2 colheres de sopa de curativo César e mais para chuvisco
7. 2-4 folhas de romaine

Direcções:

- Num prato raso, misturar bem frango, 2 colheres de sopa de molho César, parmesão, e pão ralado. Misturar bem com as mãos. Formar em patés ovais de 1 polegada. Espetar pedaços de frango em espetos. Colocar no espeto em fritadeira de ar.
- Durante 12 minutos, cozinhar a 360°F. A meio do tempo de cozedura, espetos de rotação. Se necessário, cozer em lotes. Servir sobre uma cama de alface e polvilhar com croutons e molho extra.

Nutrição:

Calorias: 342; Gordura: 12g; Hidratos de carbono: 8g; Proteína: 36g

58. Concursos de Frangos com Queijo

Tempo de preparação: 10 minutos

Tempo de cozedura: 30 minutos

Porções: 4

Ingredientes:

1. 1 peito grande de frango de carne branca
2. 1 chávena de pão ralado
3. 2 ovos de tamanho médio
4. Uma pitada de sal e pimenta
5. 1 colher de sopa de queijo parmesão ralado ou em pó

Direcções:

- Cobrir o cesto da fritadeira de ar com uma camada de folha de alumínio, deixando as extremidades abertas para permitir que o ar flua através do cesto. Pré-aqueça a fritadeira a ar Cuisinart a 350 graus. Numa tigela, bater os ovos até ficarem fofos e até as gemas e as claras estarem totalmente combinadas, e reservar. Numa tigela separada, mixt he breadcrumbs, parmesão, sal e pimenta, e reservar. Um a um, mergulhar cada pedaço de frango cru na tigela com ingredientes secos, cobrindo todos os lados; depois submergir na tigela com ingredientes húmidos, e depois mergulhar novamente nos ingredientes secos. Colocar os pedaços de frango revestidos sobre a folha que cobre o cesto da fritadeira, numa única camada plana.

- Ajustar o temporizador da fritadeira de ar Cuisinart durante 15 minutos. Após 15 minutos, a fritadeira a ar desliga-se e o frango deve ser cozinhado a meio caminho e a cobertura panada começa a dourar. Virar cada pedaço de frango para assegurar uma fritada completa. Reiniciar a fritadeira a ar Cuisinart a 320 graus durante mais 15 minutos. Após 15 minutos, quando a fritadeira a ar se desligar, retirar as tiras de frango frito usando pinças e colocar num prato de serviço. Coma uma vez suficientemente fresco para manusear, e desfrute.

Nutrição:

Calorias: 278; Gordura: 15g; Proteína:29g; Açúcar:7g

59. Costeletas de Porco Frito de Frango com Menta

Tempo de preparação: 10 minutos

Tempo de cozedura: 30 minutos

Porções: 4

Ingredientes:

1. Costeletas de porco de tamanho médio 4
2. 1 chávena de pão ralado
3. 2 ovos de tamanho médio
4. Uma pitada de sal e pimenta
5. ½ colher de sopa de menta, quer seca e moída; ou fresca, enxaguada e finamente picada

Direcções:

- Preparação dos Ingredientes. Cobrir o cesto da fritadeira de ar com uma camada de folha de alumínio, deixando as extremidades abertas para permitir que o ar flua através do cesto. Pré-aquecer a fritadeira a ar Cuisinart a 350 graus. Numa tigela de mistura, bata os ovos até ficarem macios e até as gemas e as claras estarem totalmente combinadas, e reserve. Numa tigela separada, misturar o pão ralado, a hortelã, sal e pimenta, e reservar. Um a um, mergulhar cada costeleta de porco crua na tigela com ingredientes secos, cobrindo todos os lados; depois submergir na tigela com ingredientes húmidos, e depois mergulhar novamente nos ingredientes secos. Colocar as costeletas de porco revestidas sobre a folha que cobre o cesto da fritadeira a ar, numa única camada plana.
- Fritura por ar. Ajustar o temporizador de fritadeira a ar Cuisinart durante 15 minutos. Após 15 minutos, a fritadeira a ar desliga-se e a carne de porco deve ser cozinhada a meio caminho e a cobertura panada começa a dourar. Utilizando pinças, virar cada pedaço de bife para garantir uma fritada completa. Reiniciar a fritadeira a ar Cuisinart a 320 graus durante 15 minutos. Após 15 minutos, retirar as costeletas de porco frito com pinças e colocar num prato de serviço.

Nutrição:

Calorias: 262; Gordura: 17g; Carboidratos: 7g; Proteína: 32g

60. Frango Recheado dos Amantes do Bacon

Tempo de preparação: 10 minutos

Tempo de cozedura: 20 minutos

Porções: 4

Ingredientes:

1. 4 (5-ounce) peitos de frango sem osso, sem pele, cortados em ¼ polegadas de espessura
2. 2 pacotes de queijo Boursin
3. 8 fatias de bacon de corte fino ou bacon de carne
4. Sprig de coentro fresco, para guarnição

Direcções:

- Preparação dos Ingredientes. Pulverizar o cesto da fritadeira de ar Cuisinart com óleo de abacate. Pré-aquecer a fritadeira de ar Cuisinart a 400°F. Colocar um dos peitos de frango sobre uma tábua de cortar. Com uma faca afiada, paralela à tábua de corte, fazer uma incisão de 1 polegada de largura na parte superior do peito. Cortar cuidadosamente no peito para formar um grande bolso, deixando uma margem de 6 polegadas em ½ ao longo dos lados e do fundo. Repita com os outros 3 peitos de frango. Corte o canto de um grande saco de plástico reselável para formar um buraco de ¾ polegada. Colocar o queijo Boursin no saco e canalizar o queijo para os bolsos nos peitos de frango, dividindo o queijo uniformemente entre eles. Embrulhe 2 fatias de bacon à volta de cada peito de frango e prenda as extremidades com palitos de dentes.
- Fritura por ar. Colocar o frango embrulhado em bacon no cesto da fritadeira Cuisinart e cozinhar até o bacon estar estaladiço e a temperatura interna do frango atingir 165°F, cerca de 18 a 20 minutos, virando ao fim de 10 minutos. Decorar com um raminho de coentro antes de servir, se desejado.

Nutrição:

Calorias: 446; Gordura: 17g;

Carboidratos: 13g; Proteína: 36g

61. Fritadeira Air Fryer Turkey Breast

Tempo de preparação: 5 minutos

Tempo de cozedura: 60 minutos

Porções: 6

Ingredientes:

1. Pimenta e sal
2. 1 peito de peru pronto a cozer
3. Temperos à escolha para a Turquia

Direcções:

- Pré-aqueça a fritadeira de ar Cuisinart a 350 graus.
- Temperar o peru com pimenta, sal e outros temperos desejados.
- Colocar o peru no cesto da fritadeira.
- Definir a temperatura para 350°F, e o tempo definido para 60 minutos. Cozinhar 60 minutos. A carne deve estar a 165 graus quando estiver pronta. Deixar repousar 10-15 minutos antes de fatiar. Desfrutar.

Nutrição:

Calorias: 212; Gordura: 12g;

Proteína:24g; Açúcar:0g

62. Concursos de Galinha Mustard Chicken

Tempo de preparação: 5 minutos

Tempo de cozedura: 20 minutos

Porções: 4

Ingredientes:

- ½ C. farinha de coco
1. 1 colher de sopa de mostarda castanha picante
2. 2 ovos batidos
3. 1 quilo de propostas de frango

Direcções:

1. Tempere as propostas com pimenta e sal.
2. Colocar uma fina camada de mostarda nas propostas e depois dragar em farinha e mergulhar em ovo.
3. Adicionar à fritadeira, definir a temperatura para 390°F, e definir o tempo para 20 minutos.

Nutrição:

Calorias: 346

Gordura: 10g

Carboidratos: 12g

Proteína: 31g

63. Pastelaria caseira em Doritos

Tempo de preparação: 10 minutos

Tempo de cozedura: 15 minutos

Porções: 4

Ingredientes:

- ½ lb. peito de frango sem osso e sem pele
- ¼ lb. Lanche Doritos
- 1 chávena de farinha de trigo
- 1 ovo
- Sal, alho e pimenta preta a gosto.

Direcções:

1. Corte o peito de frango no sentido da largura, de 1 a 1,5 cm de espessura, de modo a que já tenha a forma de uma grainha.
2. Tempere com sal, alho, pimenta preta a gosto e alguns outros temperos se desejar.
3. Também pode temperar com esses temperos ou sopa de cebola em pó.

4. Coloque o lanche Doritos num processador de alimentos ou liquidificador e bata até que tudo esteja desfeito, mas não bata muito, não quer farinha.
5. Agora pão, passando os pedaços de peito de frango primeiro na farinha de trigo, depois nos ovos batidos e finalmente nos Doritos, sem deixar o excesso de farinha, ovos ou Doritos.
6. Colocar as sementes no cesto de fritadeira e programar durante 15 minutos a 400°F, e metade do tempo elas acastanham-se uniformemente.

Nutrição:

Calorias: 42

Hidratos de carbono: 1.65g

Gordura: 1.44g

Proteína: 5.29g

Açúcar: 0.1g

Colesterol: 20mg

64. Peito de frango

Tempo de preparação: 30 minutos

Tempo de cozedura: 25 minutos

Porções: 6

Ingredientes:

- 1 lb. de peito de frango limpo em cubos
- ½ limão
- Pimentão fumado a gosto
- Pimenta preta ou chili em pó, a gosto
- Sal q.b.

Direcções:

1. Saboreie o frango com sal, colorau e pimenta e marinhe.
2. Armazenar em fritadeira a ar e ligar durante 15 minutos a 350°F.

3. Virar o frango e aumentar a temperatura para 200°C, e ligar a Fritadeira a Ar por mais 5 minutos ou até dourar.
4. Servir imediatamente.

Nutrição:

Calorias: 124

Hidratos de carbono: 0g

Gordura: 1.4g

Proteína: 26,1g

Açúcar: 0g; Colesterol: 66mg

65. Frango Panado sem Farinha

Tempo de preparação: 10 minutos

Tempo de cozedura: 15 minutos

Porções: 6

Ingredientes:

- 1 1/6 oz. de queijo parmesão ralado
- 1 unidade de ovo
- 1 lb de frango (peito)
- Sal e pimenta preta a gosto

Direcções:

1. Cortar o peito de frango em 6 filetes e temperar com um pouco de sal e pimenta.
2. Bater o ovo numa tigela.
3. Passar o peito de galinha no ovo e depois no queijo ralado, polvilhando os filetes.
4. Não colar e colocar na fritadeira a 4000F durante cerca de 30 minutos ou até ao castanho dourado.

Nutrição:

Calorias: 114; Hidratos de carbono: 13g; Gordura: 5.9g; Proteína: 2.3g; Açúcar: 3.2g; Colesterol: 19mg

66. Peitos de Turquia

Tempo de preparação: 5 minutos

Tempo de cozedura: 1 hora

Porções: 4

Ingredientes:

1. Peito de peru sem osso - 3 libras.
2. Mayonnaise - ¼ cup
3. Tempero para aves de capoeira - 2 colheres de chá.
4. Sal e pimenta q.b.
5. Pó de alho - ½ tsp.

Direcções:

- Pré-aqueça a fritadeira de ar a 360F. Temperar o peru com maionese, tempero, sal, alho em pó e pimenta preta. Cozer o peru na fritadeira ao ar durante 1 hora a 360F.
- Virar ao fim de cada 15 minutos. O peru é virado quando atinge 165F.

Nutrição:

Calorias 558; Carboidratos 1g;

Gordura 18g; Proteína 98g

67. BBQ Peitos de frango

Tempo de preparação: 5 minutos

Tempo de cozedura: 15 minutos

Porções: 4

Ingredientes:

1. Peito de frango sem osso e sem pele - 4, cerca de 6 oz. cada
2. Tempero para BBQ - 2 colheres de sopa.
3. Spray de cozedura

Direcções:

- Esfregar o frango com tempero de churrasco e marinar no frigorífico durante 45 minutos. Pré-aquecer a fritadeira a 400F. Lubrificar o cesto com óleo e colocar o frango.
- Em seguida, pulverizar óleo por cima. Cozinhar durante 13 a 14 minutos. Virar a meio do caminho. Servir.

Nutrição:

Calorias 131;

Carboidratos 2g;

Gordura 3g; Proteína 24g

68. Galinha Rotisserie

Tempo de preparação: 5 minutos

Tempo de cozedura: 1 hora

Porções: 4

Ingredientes:

1. Frango inteiro - 1, limpo e com palmadinhas secas
2. Azeite de oliva - 2 colheres de sopa.
3. Sal temperado - 1 colher de sopa.

Direcções:

- Retirar o pacote de miudezas da cavidade. Esfregar o frango com óleo e sal. Colocar no cesto da fritadeira ao ar, do lado do peito para baixo. Cozinhar a 350F durante 30 minutos.
- Depois virar e cozinhar mais 30 minutos. O frango é feito quando atinge 165F.

Nutrição:

Calorias 534;

Carboidratos 0g;

Gordura 36g; Proteína 35g

69. Peitos de frango com mostarda de mel

Tempo de preparação: 5 minutos

Tempo de cozedura: 25 minutos

Porções: 6

Ingredientes:

1. Peitos de frango sem osso e sem pele - 6 (6-oz, cada)
2. Alecrim fresco - 2 colheres de sopa. picado
3. Mel - 3 colheres de sopa.
4. Mostarda de Dijon - 1 colher de sopa.
5. Sal e pimenta q.b.

Direcções:

- Combinar a mostarda, mel, pimenta, rosmaninho e sal numa tigela. Esfregue o frango com esta mistura.
- Lubrificar o cesto da fritadeira com óleo. Fritar o frango ao ar a 350F durante 20 a 24 minutos ou até o frango atingir 165F. Servir.

Nutrição:

Calorias 236;

Carboidratos 9.8g;

Gordura 5g; Proteína 38g

70. Asas de frango com parmesão

Tempo de preparação: 5 minutos

Tempo de cozedura: 15 minutos

Porções: 4

Ingredientes:

1. Asas de frango - 2 lbs. cortadas em tamboretes, com tapinhas secas
2. Parmesão - ½ taça, mais 6 colheres de sopa. raladas
3. Herbs de Provence - 1 colher de chá.

4. Paprika - 1 colher de chá.
5. Sal q.b.

Direcções:

- Combinar o parmesão, ervas, páprica e sal numa tigela e esfregar o frango com esta mistura. Pré-aqueça a fritadeira ao ar a 350F.
- Lubrificar o cesto com spray de cozinha. Cozinhar durante 15 minutos. Virar uma vez na metade do caminho. Decorar com parmesão e servir.

Nutrição:

Calorias 490; Carboidratos 1g;

Gordura 22g; Proteína 72g

71. Frango Fritadeira a Ar

Tempo de preparação: 5 minutos

Tempo de cozedura: 30 minutos

Porções: 4

Ingredientes:

1. Asas de frango - 2 libras.
2. Sal e pimenta q.b.
3. Spray de cozedura

Direcções:

- Saboreie as asas de frango com sal e pimenta. Lubrificar o cesto da fritadeira com spray de cozinha. Acrescentar as asas de frango e cozinhar a 400F durante 35 minutos.
- Virar 3 vezes durante a cozedura para uma cozedura homogénea. Servir.

Nutrição:

Calorias 277;

Carboidratos 1g;

Gordura 8g;

Proteína 50g

72. Frango inteiro

Tempo de preparação: 5 minutos

Tempo de cozedura: 40 minutos

Porções: 6

Ingredientes:

1. Frango inteiro - 1 (2 ½ libras) lavado e com manchas secas
2. Esfregar a seco - 2 colheres de sopa.
3. Sal - 1 colher de chá.
4. Spray de cozedura

Direcções:

- Pré-aqueça a fritadeira de ar a 350F. Esfregar a fricção seca na galinha. Em seguida, esfregar com sal. Cozer a 350°F durante 45 minutos. Após 30 minutos, virar o frango e terminar a cozedura.
- O frango é feito quando atinge 165F.

Nutrição:

Calorias 412;

Carboidratos 1g;

Gordura 28g; Proteína 35g

73. Peitos de Pato de Mel

Tempo de preparação: 5 minutos

Tempo de cozedura: 25 minutos

Porções: 2

Ingredientes:

1. Peito de pato fumado - 1, reduzido pela metade
2. Mel - 1 colher de chá.
3. Pasta de tomate - 1 colher de chá.
4. Mostarda - 1 colher de sopa.

5.   Vinagre de maçã - ½ tsp.

Direcções:

- Misturar pasta de tomate, mel, mostarda, e vinagre numa tigela. Bater bem. Acrescentar pedaços de peito de pato e revestir bem. Cozinhar na fritadeira ao ar a 370F durante 15 minutos.
- Retirar o peito de pato da fritadeira ao ar e adicionar à mistura de mel. Revestir novamente. Cozinhar de novo a 370F durante 6 minutos. Servir.

Nutrição:

Calorias 274;

Carboidratos 22g; Gordura 11g; Proteína 13g

74. Frango de Coco Cremoso

Tempo de preparação: 5 minutos

Tempo de cozedura: 20 minutos

Porções: 4

Ingredientes:

1.   Pernas de frango grandes - 4
2.   Cúrcuma em pó - 5 colheres de sopa.
3.   Gengibre - 2 colheres de sopa. raladas
4.   Sal e pimenta preta a gosto
5.   Creme de coco - 4 colheres de sopa.

Direcções:

- Numa tigela, misturar sal, pimenta, gengibre, curcuma, e natas. Batedor. Acrescentar pedaços de frango, revestir e marinar durante 2 horas.
- Transferir o frango para a fritadeira pré-aquecida e cozinhar a 370F durante 25 minutos. Servir.

Nutrição:

Calorias 300;

Carboidratos 22g;

Gordura 4g; Proteína 20g

75. Licitações de Frangos de Búfalo

Tempo de preparação: 5 minutos

Tempo de cozedura: 20 minutos

Porções: 4

Ingredientes:

1. Frango sem osso, sem pele - 1 libra
2. Molho picante - ¼ chávena
3. Cascas de porco - 1 ½ onças, finamente moídas
4. Pimenta em pó - 1 colher de chá.
5. Pó de alho - 1 colher de chá.

Direcções:

- Colocar os peitos de frango numa tigela e deitar molho picante sobre eles. Atirar para revestir. Misturar as cascas de porco moídas, o pó de pimenta e o alho em pó numa outra tigela.
- Colocar cada proposta no chão de cascas de porco, e revestir bem. Com as mãos molhadas, pressionar para baixo as cascas de porco para dentro do frango. Colocar a tenra numa única camada no cesto da fritadeira ao ar. Cozinhar a 375F durante 20 minutos. Virar uma vez. Servir.

Nutrição:

Calorias 160; Carboidratos 0.6g;

Gordura 4.4g; Proteína 27.3g

76. Asas de Teriyaki

Tempo de preparação: 5 minutos

Tempo de cozedura: 20 minutos

Porções: 4

Ingredientes:

1. Asas de frango - 2 libras
2. Molho Teriyaki - ½ chávena
3. Alho picado - 2 colheres de chá.
4. Gengibre moído - ¼ tsp.
5. Pó de fermento - 2 colheres de chá.

Direcções:

- Com excepção do fermento em pó, colocar todos os ingredientes numa tigela e marinar durante 1 hora no frigorífico. Colocar as asas no cesto da fritadeira ao ar e polvilhar com fermento em pó.
- Esfregar gentilmente nas asas. Cozinhar a 400F durante 25 minutos. Sacudir o cesto duas ou três vezes durante a cozedura. Servir.

Nutrição:

Calorias 446; Carboidratos 3.1g;

Gordura 29.8g; Proteína 41.8g

77. Tambores de lemónios

Tempo de preparação: 5 minutos

Tempo de cozedura: 20 minutos

Porções: 2

Ingredientes:

1. Pó de fermento - 2 colheres de chá.
2. Pó de alho - ½ tsp.
3. Coxas de galinha - 8
4. Manteiga salgada - 4 colheres de sopa. derretida
5. Tempero de pimenta limão - 1 colher de sopa.

Direcções:

- Polvilhar alho em pó e fermento em pó sobre as coxas e esfregar na pele do frango. Colocar as coxinhas no cesto da fritadeira ao ar. Cozinhar a 375F durante 25 minutos. Virar as coxinhas uma vez a meio do tempo de cozedura.
- Retirar quando cozinhado. Misturar tempero e manteiga numa tigela. Acrescentar baquetas à tigela e atirar ao casaco. Servir.

Nutrição:

Calorias 532; Carboidratos 1.2g;

Gordura 32.3g; Proteína 48.3g

78. Concursos de Galinha Parmesão

Tempo de preparação: 5 minutos

Tempo de cozedura: 10 minutos

Porções: 4

Ingredientes:

1. 1 libra de lombinhos de frango
2. 3 grandes claras de ovo
3. ½ chávena migalhas de pão ao estilo italiano
4. ¼ taça de queijo parmesão ralado

Direcções:

- Preparação dos Ingredientes. Pulverizar o cesto da fritadeira Cuisinart com azeite de oliva. Aparar qualquer gordura branca das propostas de frango. Numa tigela, bata as claras de ovo até ficarem espumosas. Numa pequena tigela separada, combine as migalhas de pão e o queijo parmesão. Misturar bem.

- Mergulhar as propostas de galinha na mistura de ovos, depois no parmesão e nas migalhas de pão. Sacudir qualquer excesso de pães. Colocar as propostas de frango no cesto da fritadeira Cuisinart untado com manteiga numa única camada. Pulverizar generosamente o frango com azeite para evitar a cozedura em pó, sem cozedura.

- Fritura por ar. Ajuste a temperatura da sua Cuisinart AF para 370°F. Ajustar o temporizador e cozer durante 4 minutos. Utilizando pinças, virar as propostas de frango e cozer durante mais 4 minutos. Verifique se o frango atingiu uma temperatura interna de 165°F. Adicionar o tempo de cozedura, se necessário. Assim que o frango estiver completamente cozido, colocar no prato, servir, e desfrutar.

Nutrição:

Calorias: 210; Gordura: 4g; Gordura saturada: 1g;

Carboidratos: 10g; Fibra: 1g; Açúcar: 1g; Proteína: 33g;

79. Coxas de frango limão Easy Lemon Chicken

Tempo de preparação: 5 minutos

Tempo de cozedura: 10 minutos

Porções: 4

Ingredientes:

1. Sal e pimenta preta a gosto
2. 2 colheres de sopa de azeite de oliva
3. 2 colheres de sopa de tempero italiano
4. 2 colheres de sopa de sumo de limão acabado de espremer
5. 1 limão, fatiado

Direcções:

- Colocar as coxas de frango numa tigela de mistura média e temperá-las com sal e pimenta. Adicionar o azeite, tempero italiano e sumo de limão e atirar até as coxas de frango estarem completamente cobertas com óleo. Acrescentar os limões cortados. Colocar as coxas de frango no cesto da fritadeira ao ar numa única camada.
- Defina a temperatura do seu AF para 350°F. Defina o temporizador e cozinhe durante 10 minutos. Utilizando pinças, virar o frango. Repor o temporizador e cozinhar durante mais 10 minutos. Verifique se o frango atingiu uma temperatura interna de 165°F. Adicione o tempo de cozedura, se necessário. Quando o frango estiver completamente cozinhado, colocar no prato, servir e desfrutar.

Nutrição:

Calorias 325; Carboidratos 1g;

Gordura 26g; Proteína 20g

80. Peitos de frango grelhados a ar

Tempo de preparação: 5 minutos

Tempo de cozedura: 14 minutos

Porções: 4

Ingredientes

1. ½ colher de chá de alho em pó
2. sal e pimenta preta q.b.
3. 1 colher de chá de salsa seca
4. 2 colheres de sopa de azeite de oliva, dividido
5. 3 peitos de frango sem osso e sem pele

Direcções:

- Preparação dos Ingredientes. Numa tigela pequena, combinar o pó de alho, sal, pimenta e salsa. Utilizando 1 colher de sopa de azeite e metade da mistura de condimentos, esfregar cada peito de frango com azeite e condimentos. Colocar o peito de frango no cesto da fritadeira ao ar.

- Fritura por ar. Ajuste a temperatura da sua Cuisinart AF para 370°F. Ajustar o temporizador e grelhar durante 7 minutos.

- Utilizando pinças, virar o frango e pincelar o restante azeite e especiarias sobre o frango. Reiniciar o temporizador e grelhar durante mais 7 minutos. Verificar se o frango atingiu uma temperatura interna de 165°F. Acrescentar o tempo de cozedura, se necessário.

- Quando o frango estiver cozinhado, transfira-o para uma travessa e sirva.

Nutrição:

Calorias 182; Carboidratos 0g;

9g de gordura; 26g de proteína

Capítulo 4. Peixes e mariscos

81. Aboborinha com Atum

Tempo de preparação: 10 minutos

Tempo de cozedura: 30 minutos

Porções: 4

Ingredientes:

1. 4 zucchinis médios
2. 120g de atum em óleo (enlatado) drenado
3. 30g de queijo ralado
4. 1 colher de chá de pinhões
5. Sal, pimenta q.b.

Direcção:

- Corte a aboborinha ao meio lateralmente e esvazie-a com uma pequena colher (reserve a polpa que será utilizada para o enchimento); coloque-a no cesto.
- Num processador de alimentos, colocar a polpa de abobrinha, atum escorrido, pinhões e queijo ralado. Misture tudo até obter uma mistura homogénea e densa.
- Encher a aboborinha. Coloque a fritadeira a ar até 1800C.
- Ferva durante 20 min. dependendo do tamanho da aboborinha. Deixe arrefecer antes de servir

Nutrição:

Calorias 389

Hidratos de Carbono 10g

Gordura 29g

Açúcares 5g

Proteína 23g

Colesterol 40mg

82. Filete de Salmão Caramelizado

Tempo de preparação: 5 minutos

Tempo de cozedura: 25 minutos

Porções: 4

Ingredientes:

1. 2 filetes de salmão
2. 60g de açúcar de cana
3. 4 colheres de sopa de molho de soja
4. 50g de sementes de sésamo
5. Gengibre Ilimitado

Direcção:

- Pré-aquecer a fritadeira de ar às 1800C durante 5 minutos.
- Colocar o molho de açúcar e soja no cesto.
- Cozinhar tudo durante 5 minutos.
- Entretanto, lavar bem o peixe, passá-lo pelo sésamo para o cobrir completamente e colocá-lo dentro do aquário e adicionar o gengibre fresco.
- Cozinhar durante 12 minutos.
- Virar o peixe e terminar a cozedura por mais 8 minutos.

Nutrição:

Calorias 569

Gordura 14,9 g

Hidratos de carbono 40 g

Açúcares 27,6 g

Proteína 66,9 g

Colesterol 165,3 mg

83. Gambas fritas

Tempo de preparação: 15 minutos

Tempo de cozedura: 20 minutos

Porções: 6

Ingredientes:

1. 12 camarões
2. 2 ovos
3. Farinha a gosto
4. Breadcrumbs
5. 1 colher de chá de óleo

Direcção:

- Retirar cuidadosamente a cabeça dos camarões e a concha.
- Passar os camarões primeiro na farinha, depois no ovo batido e depois no pão ralado.
- Pré-aquecer a fritadeira de ar durante 1 minuto a 1500C.
- Acrescentar os camarões e cozinhar durante 4 minutos. Se os camarões forem grandes, será necessário cozinhar 6 de cada vez.
- Virar os camarões e cozinhar por mais 4 minutos.
- Devem ser servidos com um molho de iogurte ou maionese.

Nutrição:

Calorias 2385.1; Gordura 23; Hidratos de carbono 52.3g; Açúcar 0.1g; Proteína 21.4g

84. Mexilhões com Pimenta

Tempo de preparação: 15 minutos

Tempo de cozedura: 20 minutos

Porções: 5

Ingredientes:

1. 700g de mexilhão
2. 1 dente de alho

3. 1 colher de chá de óleo
4. Pimenta a gosto
5. Sabor a salsa

Direcção:

- Limpar e raspar a tampa do molde e remover o byssus (a "barba" que sai do molde).
- Verter o óleo, limpar os mexilhões e o alho esmagado no cesto da fritadeira ao ar. Regule a temperatura para 2000C e deixe em lume brando durante 12 minutos. No final da cozedura, adicionar pimenta preta e salsa picada.
- Finalmente, distribuir bem o sumo de mexilhão no fundo do cesto, agitando o cesto.

Nutrição:

Calorias 150; Hidratos de Carbono 2g

Gordura 8g; Açúcares 0g

Proteína 15g; Colesterol 0mg

85. Tamboril com azeitonas e alcaparras

Tempo de preparação: 25 minutos

Tempo de cozedura: 40 minutos

Porções: 4

Ingredientes:

1. 1 tamboris
2. 10 tomates cereja
3. 50 g de azeitonas cailletier
4. 5 alcaparras

Direcção:

- Espalhar folha de alumínio dentro do cesto da fritadeira e colocar o tamboril limpo e sem pele.
- Adicionar tomate picado, azeitonas, alcaparras, azeite, e sal.
- Ajustar a temperatura para 1600C.
- Cozinhar o tamboril durante cerca de 40 minutos.

Nutrição:

Calorias 404; Gordura 29g

Hidratos de Carbono 36g

Açúcares 7g; Proteína 24g

Colesterol 36mg

86. Camarão, Abobrinha e Molho de Tomate Cereja

Tempo de preparação: 5 minutos

Tempo de cozedura: 30 minutos

Porções: 4

Ingredientes:

1. 2 zucchinis
2. 300 camarões
3. 7 tomates cereja
4. Sal e pimenta q.b.
5. 1 dente de alho

Direcção:

- Verter o óleo na fritadeira ao ar, adicionar o dente de alho e as abobrinhas em cubos.
- Cozinhar durante 15 minutos a 1500C.
- Adicionar o camarão e os pedaços de tomate, sal e especiarias.
- Cozinhar durante mais 5 a 10 minutos ou até a água do camarão se evaporar.

Nutrição:

Calorias 214,3; Gordura 8.6g; Carboidratos 7.8g

Açúcares 4.8g; Proteína 27.0g; Colesterol 232,7mg

87. Salmão com Pistachio Bark

Tempo de preparação: 10 minutos

Tempo de cozedura: 30 minutos

Porções: 4

Ingredientes:

1. 600 g de filete de salmão
2. 50g pistácios
3. Sal q.b.

Direcção:

- Colocar o papel pergaminho no fundo do cesto da fritadeira e colocar o filete de salmão (pode ser cozido inteiro ou já dividido em quatro porções).
- Cortar os pistácios em pedaços grossos; untar a parte superior do peixe, sal (pouco porque os pistácios já estão salgados) e cobrir tudo com os pistácios.
- Ajustar a fritadeira para 1800C e ferver em fogo brando durante 25 minutos.

Nutrição:

Calorias 371,7

Gordura 21,8 g

Carboidratos 9,4 g

Açúcares 2.2g

Proteína 34,7 g

Colesterol 80,5 mg

88. Salmão marinado salgado

Tempo de preparação: 10 minutos

Tempo de cozedura: 30 minutos

Porções: 4

Ingredientes:

1. 500g de filete de salmão
2. 1 kg de sal grosso

Direcção:

- Colocar o papel vegetal no cesto de fritadeira e o salmão em cima (lado da pele para cima) coberto com sal grosso.
- Ajustar a fritadeira para 1500C.
- Cozinhar tudo durante 25 a 30 minutos. No final da cozedura, retirar o sal do peixe e servir com uma garrafa de óleo.

Nutrição:

Calorias 290; Gordura 13g

Hidratos de Carbono 3g; Fibra 0g

Proteína 40g; Colesterol 196mg

89. Truta salteada com amêndoas

Tempo de preparação: 35 minutos

Tempo de cozedura: 20 minutos

Porções: 4

Ingredientes:

1. 700 g de truta de salmão
2. 15 grãos de pimenta preta
3. Folhas de endro a gosto
4. 30g de amêndoas
5. Sal q.b.

Direcção:

- Corte a truta em cubos e marine-a durante meia hora com o resto dos ingredientes (excepto sal).
- Cozinhar em fritadeira a ar durante 17 minutos a 1600C. Verter uma garrafa de óleo e servir.

Nutrição:

Calorias 238,5

Gordura 20,1 g

Carboidratos 11,5 g

Açúcares 1.0 g

Proteína4.0 g

Colesterol 45,9 mg

90. Rabas

Tempo de preparação: 5 minutos

Tempo de cozedura: 12 minutos

Porções: 4

Ingredientes:

1. 16 rabas
2. 1 ovo
3. Breadcrumbs
4. Sal, pimenta, páprica doce

Direcção:

- Colocar o rabanete na fritadeira a ferver durante 2 minutos.
- Remover e secar bem.
- Bater o ovo e temperar a gosto. Pode-se pôr sal, pimenta e colorau doce. Colocar no ovo.
- Pão com migalhas de pão. Colocar em palitos.

Nutrição:

Calorias 356;

Gordura 18g;

Hidratos de carbono 5 g;

Proteína 34g;

91. Camarão de coco panado

Tempo de preparação: 5 minutos

Tempo de cozedura: 15 minutos

Porções: 4

Ingredientes:

1. Camarão (1 lb.)
2. Panko breadcrumbs (1 chávena)
3. Coco ralado (1 chávena)
4. Ovos (2)
5. Farinha para todos os fins (.33 chávena)

Direcções:

- Fixar a temperatura da Fritadeira de Ar a 360º Fahrenheit.
- Descascar e desfiar o camarão.
- Bater os temperos com a farinha como desejado. Num outro prato, bata os ovos, e no terceiro recipiente, combine as migalhas de pão e o coco.
- Mergulhar o camarão limpo na farinha, lavar os ovos, e terminar com a mistura de coco.
- Pulverizar levemente o cesto da fritadeira e regular o temporizador durante 10-15 minutos.
- Fritar ao ar até ficar castanho dourado antes de servir.

Nutrição:

Calorias 285; Gordura 12,8 g; Hidratos de carbono 3,7 g; Proteína 38,1 g;

92. Bacalhau Pão de Bacalhau em Palitos

Tempo de preparação: 5 minutos

Tempo de cozedura: 20 minutos

Porções: 4

Ingredientes:

- Ovos grandes (2)

- Leite (3 colheres de sopa)
- Migalhas de pão (2 chávenas)
- Farinha de amêndoa (1 chávena)
- Bacalhau (1 lb.)

Direcções:

1. Aquecer a Fritadeira a 350° Fahrenheit.
2. Preparar três taças; uma com o leite e os ovos, uma com o pão ralado (sal e pimenta se desejado), e outra com farinha de amêndoa.
3. Mergulhar os paus na farinha, mistura de ovos, e pão ralado.
4. Colocar no cesto e definir o temporizador durante 12 minutos. Atirar o cesto a meio do processo de cozedura.
5. Sirva com o seu molho favorito.

Nutrição:

Calorias 254; Gordura 14,2 g; Hidratos de carbono 5,7 g; Proteína 39,1 g;

93. Fritadeira Cajun Salmon Cajun

Tempo de preparação: 5 minutos

Tempo de cozedura: 10 minutos

Porções: 2

Ingredientes:

- Filete de salmão (1 - 7 oz.) 0,75 polegadas de espessura
- Tempero de Cajun
- Sumo (¼ de um limão)
- Opcional: Polvilhar de açúcar

Direcções:

1. Ajustar a fritadeira a 356° Fahrenheit para pré-aquecer durante cinco minutos.
2. Enxaguar e secar o salmão com uma toalha de papel. Cobrir o peixe com a mistura de revestimento Cajun.
3. Colocar o filete na fritadeira de ar durante sete minutos com o lado da pele para cima.
4. Servir com um polvilhado de limão e pó de açúcar se desejado.

Nutrição:

Calorias 285;

Gordura 17,8 g;

Hidratos de carbono 6,8 g;

Proteína 42,1 g;

94. Camarão Cajun

Tempo de preparação: 5 minutos

Tempo de cozedura: 5 minutos

Porções: 6

Ingredientes:

- Camarão Tigre (16-20/1.25 lb.)
- Azeite de oliva (1 colher de sopa)
- Tempero Old Bay (.5 tsp.)
- Pimentão fumado (.25 tsp.)
- Pimenta de Caiena (.25 tsp.)

Direcções:

- Fixar a fritadeira a 390° Fahrenheit.
- Cobrir o camarão usando o óleo e as especiarias.
- Atire-os para o cesto da fritadeira e defina o temporizador durante cinco minutos.
- Sirva com o seu acompanhamento favorito.

Nutrição:

Calorias 356; Gordura 18g; Hidratos de carbono 5 g; Proteína 34g;

95. Nuggets de Bacalhau

Tempo de preparação: 5 minutos

Tempo de cozedura: 20 minutos

Porções: 4

Ingredientes:

1. Filete de bacalhau (1 lb.)
2. Ovos (3)
3. Azeite de oliva (4 colheres de sopa)
4. Farinha de amêndoa (1 chávena)
5. Migalhas de pão sem glúten (1 chávena)

Direcções:

1. Aqueça a Fritadeira a 390° Fahrenheit.
2. Cortar o bacalhau em pepitas.
3. Preparar três tigelas. Bater os ovos numa só. Combinar o sal, o óleo e o pão ralado noutra. Peneire a farinha de amêndoa na terceira.
4. Cobrir cada uma das pepitas com a farinha, mergulhar os ovos, e o pão ralado.
5. Organizar as pepitas no cesto e definir o temporizador durante 20 minutos.
6. Sirva o peixe com os seus mergulhos ou lados favoritos.

Nutrição:

Calorias 334;

Gordura 10g;

Hidratos de carbono 8 g;

Proteína 32g;

96. Salmão cremoso

Tempo de preparação: 5 minutos

Tempo de cozedura: 20 minutos

Porções: 4

Ingredientes:

- Endro picado (1 colher de sopa)

- Azeite de oliva (1 colher de sopa)
- Creme azedo (3 colheres de sopa)
- Iogurte simples (1,76 oz.)
- Salmão (6 peças)/.75 lb.)

Direcções:

1. Aquecer a Fritadeira a Ar e esperar que atinja os 285° Fahrenheit.
2. Sacudir o sal sobre o salmão e adicioná-los ao cesto de fritadeira com o azeite para fritar ao ar durante 10 minutos.
3. Bater o iogurte, sal, e endro.
4. Sirva o salmão com o molho com os seus lados favoritos.

Nutrição:

Calorias: 340; Hidratos de carbono: 5 g; Gordura: 16 g; Proteína: 32 g

97. Peixe esmigalhado

Tempo de preparação: 5 minutos

Tempo de cozedura: 15 minutos

Porções: 4

Ingredientes:

- Pão ralado (5 chávenas)
- Óleo vegetal (4 colheres de sopa)
- Ovo (1)
- Filetes de peixe (4)
- Limão (1)

Direcções:

1. Aqueça a Fritadeira a Ar para atingir 356° Fahrenheit.
2. Bater o óleo e o pão ralado até esfarelar.
3. Mergulhar o peixe no ovo, depois a mistura de migalhas.
4. Arrumar o peixe no fogão e fritar ao ar durante 12 minutos.
5. Guarnição utilizando o limão.

Nutrição:

Calorias: 320; Hidratos de carbono: 8 g; Gordura: 10 g; Proteína: 28 g

98. Caranguejos de pau fácil

Tempo de preparação: 5 minutos

Tempo de cozedura: 10 minutos

Porções: 4

Ingredientes:

- Caranguejos (1 pacote)
- Spray de óleo de cozinha (se necessário)

Direcções:

1. Tirar cada um dos pauzinhos da embalagem e desenrolar até o pau ficar plano. Rasgar os paus em terços.
2. Arranjá-los no cesto da fritadeira e pulverizá-los ligeiramente com spray de cozinha. Ajustar o temporizador durante 10 minutos.
3. Nota: Se desfiar a carne de caranguejo, pode cortar o tempo ao meio, mas eles também cairão facilmente através dos buracos do cesto.

Nutrição:

Calorias 285; Gordura 12,8 g;

Hidratos de carbono 3,7 g; Proteína 38,1 g;

99. Peixe-gato frito

Tempo de preparação: 5 minutos

Tempo de cozedura: 15 minutos

Porções: 4

Ingredientes:

- Azeite de oliva (1 colher de sopa)
- Peixe frito temperado (.25 chávena)
- Filetes de peixe-gato (4)

Direcções:

- Aqueça a fritadeira a ar para atingir 400° Fahrenheit antes do tempo de fritura.
- Lavar o peixe-gato e secar com uma toalha de papel.
- Deitar o tempero num saco de tipo zipper de tamanho considerável. Adicionar o peixe e agitar para cobrir cada filete. Pulverizar com um spritz de óleo de cozinha e adicionar ao cesto.
- Definir o temporizador para 10 minutos. Inverter, e reiniciar o temporizador durante dez minutos adicionais. Voltar a virar o peixe e cozinhar durante 2-3 minutos.
- Uma vez atingida a crocância desejada, transferir para um prato, e servir.

Nutrição:

Calorias 376;

Gordura 9g;

Hidratos de carbono 10 g;

Proteína 28g;

100.   Sardinhas grelhadas

Tempo de preparação: 5 minutos

Tempo de cozedura: 20 minutos

Porções: 4

Ingredientes:

1. 5 sardinhas
2. Ervas da Provença

Direcção:

- Pré-aqueça a fritadeira de ar a 1600C.
- Pulverize o cesto e coloque as suas sardinhas no cesto da sua fritadeira.

- Definir o temporizador para 14 minutos. Após 7 minutos, lembrar de virar as sardinhas de modo a que sejam assadas de ambos os lados.

Nutrição:

Calorias 189g

Gordura 10g

Hidratos de Carbono 0g

Açúcares 0g

Proteína 22g;

Colesterol 128mg

Capítulo 5. Vegan

101.   Tomate recheado de Burrata-Burrato

Tempo de preparação: 5 minutos

Tempo de cozedura: 5 minutos

Porções: 4

Ingredientes:

- 4medium tomates
- ½ colher de chá de sal marinho fino
- 4(2-ounce) Burrata balls
- Folhas frescas de manjericão, para guarnição
- Azeite extra-virgem, para chuviscar

Instruções

5. Preparação dos Ingredientes. Pré-aquecer a fritadeira de ar a 300°F.
6. Extrair as sementes e membranas do tomate usando um balão ou colher de melão. Polvilhar as entranhas dos tomates com sal. Encher cada tomate com uma bola de Burrata.
7. Fritura por ar. Colocar na fritadeira e cozinhar durante 5 minutos, ou até que o queijo tenha amolecido.
8. Guarnição com azeite e folhas de manjericão. Servir quente.

Nutrição:

Calorias 108;

Gordura 7g;

Proteína 6g;

Total de carboidratos 5g;

Fibra 2g

102. Brócolos com Queijo Parmesão

Tempo de preparação: 5 minutos

Tempo de cozedura: 5 minutos

Porções: 4

Ingredientes:

- Floretas de brócolos de 1 libra
- 2 colheres de sopa de alho picado
- 2 colheres de sopa de azeite de oliva
- ¼ chávena de queijo parmesão ralado ou raspado

Instruções

3. Preparação dos Ingredientes. Pré-aquecer a fritadeira de ar a 360°F. Numa tigela, misturar os floretes de brócolos, alho, azeite, e queijo parmesão.
4. Fritura por ar. Colocar os brócolos no cesto da fritadeira a ar numa única camada e regular o temporizador e o vapor durante 4 minutos.

Nutrição:

Calorias: 130; Gordura: 3

Carboidratos: 5; Proteína: 4

103. Brócolos caramelizados

Tempo de preparação: 5 minutos

Tempo de cozedura: 10 minutos

Porções: 4

Ingredientes:

- 4cups floretes de brócolos
- 3 colheres de sopa de óleo de coco com sabor a manteiga ou ghee derretido
- 1½ colheres de chá de sal marinho fino ou sal fumado

- Maionese, para servir (opcional; omitir para sem ovo)

Instruções

1. Preparação dos Ingredientes. Lubrificar o cesto com óleo de abacate. Pré-aquecer a fritadeira de ar a 400°F. Colocar os brócolos numa tigela grande. Regue-o com o ghee, atire para cobrir, e polvilhe com sal.
2. Fritura por ar. Transferir os brócolos para o cesto da fritadeira e cozinhar durante 8 minutos, ou até estarem tenros e estaladiços nas bordas.

Nutrição:

Calorias: 120; Gordura: 2; Carboidratos: 4; Proteína: 3

104. Couves-de-bruxelas com óleo balsâmico

Tempo de preparação: 5 minutos

Tempo de cozedura: 15 minutos

Porções: 4

Ingredientes:

- ¼ colher de chá de sal
- 1 colher de sopa de vinagre balsâmico
- 2cups brotos de Bruxelas, cortados pela metade
- 3 colheres de sopa de azeite de oliva

Direcções:

1. Preparação dos Ingredientes. Pré-aquecer a fritadeira de ar durante 5 minutos. Misturar todos os ingredientes numa tigela até as batatas fritas de abobrinha estarem bem revestidas.
2. Fritura por ar. Colocar no cesto da fritadeira a ar. Fechar e cozinhar durante 15 minutos a 350°F.

Nutrição:

Calorias: 82; Gordura: 6,8g; Proteína: 1,5g

105.　　　Abóbora-menina picante

Tempo de preparação: 10 minutos

Tempo de cozedura: 15 minutos

Porções: 4

Ingredientes:

- 4cups abóbora de 1 polegada de cubo
- 2 colheres de sopa de óleo vegetal
- 1 a 2 colheres de sopa de açúcar mascavado
- 1 colher de chá de pó de cinco especiarias chinesas

Instruções

1. Preparação dos Ingredientes. Numa tigela, combinar o óleo, açúcar, abóbora, e pó de cinco especiarias. Atirar para revestir.
2. Colocar a abóbora no cesto da fritadeira.
3. Fritura por ar. Ajustar a fritadeira a 400°F durante 15 minutos ou até à adjudicação.

Nutrição:

Calorias: 160; Gordura: 5

Carboidratos: 9; Proteína: 6

106.　　　Cogumelos de tomilho de alho

Tempo de preparação: 5 minutos

Tempo de cozedura: 10 minutos

Porções: 4

Ingredientes:

- 3 colheres de sopa de manteiga sem sal, derretida
- 1 (8-ounce) botão de embalagem de cogumelos, fatiados
- 2 dentes de alho, picados
- 3sprigs de folhas de tomilho fresco
- ½ colher de chá de sal marinho fino

Direcções:

1. Preparação dos Ingredientes. Lubrificar o cesto com óleo de abacate. Pré-aquecer a fritadeira de ar a 400°F.
2. Colocar todos os ingredientes numa tigela de tamanho médio. Utilizar uma colher ou as suas mãos para revestir as fatias de cogumelos.
3. Fritura por ar. Colocar os cogumelos no cesto numa só camada; trabalhar em lotes, se necessário. Cozinhar durante 10 minutos, ou até ficarem ligeiramente crocantes e castanhos. Decorar com ramos de tomilho antes de servir.
4. Reaquecer numa fritadeira aquecida a 350°F durante 5 minutos, ou até ser aquecida.

Nutrição:

Calorias 82;

Gordura 9g;

Proteína 1g;

Total de carboidratos 1g;

Fibra 0.2g

107.　　Fichas de Zucchini Parmesão

Tempo de preparação: 10 minutos

Tempo de cozedura: 10 minutos

Porções: 10

Ingredientes:

- ½ tsp. paprika
- ½ C. Queijo parmesão ralado
- ½ C. Migalhas de pão italianas
- 1 ovo levemente batido
- Zucchinis 2thinly sliced

Direcções:

1. Preparação dos Ingredientes. Utilizar uma faca muito afiada ou um cortador de bandolim para cortar a aboborinha o mais fino que puder. Pat off extra humidade. Bater o ovo com uma pitada de pimenta e sal e um pouco de água.
2. Combinar páprica, queijo, e pão ralado numa tigela. Mergulhar fatias de abobrinha na mistura de ovos e depois na mistura de pão ralado. Pressione suavemente para revestir.
3. Fritura por ar. Com spray de cozedura de azeite, fatias de abobrinha revestidas com névoa. Colocar na sua fritadeira a ar numa única camada. Ajustar a temperatura a 350°F, e o tempo de cozedura a 8 minutos. Polvilhar com sal e servir com salsa.

Nutrição:

Calorias: 130; Gordura: 2

Carboidratos: 5; Proteína: 3

108.　　　Batatas fritas Jicama

Tempo de preparação: 10 minutos

Tempo de cozedura: 5 minutos

Porções: 4

Ingredientes:

- 1 colher de sopa de tomilho seco
- ¾ C. farinha de araruta
- ½ grande Jicama
- Ovos

Direcções:

1. Preparação dos Ingredientes. Corte o jicama fatiado em batatas fritas.
2. Bater os ovos juntos e deitar sobre as batatas fritas. Atirar para o casaco.
3. Misturar uma pitada de sal, tomilho, e farinha de araruta. Atirar o jicama revestido de ovo para uma mistura seca, atirando para revestir bem.

4. Fritura por ar. Pulverizar o cesto da fritadeira a ar com azeite e adicionar batatas fritas. Ajustar a temperatura a 350°F, e definir o tempo para 5 minutos. Atirar para metade do processo de cozedura.

Nutrição:

Calorias: 211; Gordura: 19g;

Carboidratos: 16g; Proteína:9g

109. Pimentos de campainha limão

Tempo de preparação: 5 minutos

Tempo de cozedura: 20 minutos

Porções: 4

Ingredientes:

- 1 ½ lb. Pimentos de campânula mistos; cortados e semeados pela metade
- 2 colheres de sopa de sumo de limão
- 2tbsp. Vinagre balsâmico
- 2tsp. Raspa de limão, ralado
- Uma mão cheia de salsa; picada.

Direcções:

1. Coloque os pimentos no cesto da fritadeira e cozinhe a 350°f durante 15 minutos.
2. Descascar as pimentas, misturá-las com o resto dos ingredientes, atirar e servir

Nutrição:

Calorias: 151; Gordura: 2g;

Fibra: 3g; Carboidratos: 5g; Proteína: 5g

110.   Caril de Abobrinha

Tempo de preparação: 5 minutos

Tempo de cozedura: 8-10 minutos

Ingredientes:

- 2 Zucchinis, lavados e fatiados
- 1 colher de sopa de azeite
- Pitada de sal marinho
- Caril Mix, Pré-Fabricado

Direcções:

1. Ligue a sua fritadeira de ar a 390.
2. Combine as suas fatias de abobrinha, sal, óleo, e especiarias.
3. Colocar as abobrinhas na fritadeira, cozinhando durante oito a dez minutos.
4. Pode servir sozinho ou com creme azedo.

Nutrição:

Calorias: 100

Gordura: 1

Carboidratos: 4

Proteína: 2

111. Batatas Fritas Cenoura Saudáveis

Tempo de preparação: 5 minutos

Tempo de cozedura: 12-15 minutos

Ingredientes:

- 5 Cenouras Grandes
- 1 colher de sopa de azeite
- ½ colher de chá de sal marinho

Direcções:

1. Aqueça a sua fritadeira de ar a 390, e depois lave e descasque as suas cenouras. Corte-as de forma a formar batatas fritas.
2. Combine os seus palitos de cenoura com o seu azeite e sal, cobrindo uniformemente.
3. Colocá-los na fritadeira ao ar, cozinhando durante doze minutos. Se não estiverem tão crocantes como se deseja, então cozer durante mais dois a três minutos.
4. Servir com creme azedo, ketchup ou apenas com o seu prato principal favorito.

Nutrição:

Calorias: 140; Gordura: 3; Carboidratos: 6; Proteína: 7

112.   Batatas Recheadas Simples

Tempo de preparação: 15 minutos

Tempo de cozedura: 35 Minutos

Ingredientes:

- 4 Batatas Grandes, Descascadas
- 2 Bacon, Rashers
- ½ Cebola castanha, em cubos
- ¼ Taça Queijo, Ralado

Direcções:

1. Comece por aquecer a sua fritadeira de ar a 350.
2. Corte as batatas ao meio, e depois pincele as batatas com óleo.
3. Coloque-o na sua fritadeira, e cozinhe durante dez minutos. Pincele novamente as batatas com óleo e deixe cozer durante mais dez minutos.
4. Fazer uma batata cozida inteira para a preparar para rechear.
5. Saltear o bacon e a cebola numa frigideira. Deve fazer isto em lume médio, adicionando queijo e mexer. Retirar do lume.
6. Recheie as suas batatas, e cozinhe durante quatro a cinco minutos.

Nutrição:

Calorias: 180; Gordura: 8; Carboidratos: 10; Proteína: 11

113. Cenouras Assadas Simples

Tempo de preparação: 5 minutos

Tempo de cozedura: 35 Minutos

Ingredientes:

- 4 Copos Cenouras, Cortadas
- 1 colher de chá de Ervas de Provença
- 2 colheres de chá de azeite de oliva
- 4 colheres de sopa de sumo de laranja

Direcções:

1. Comece por pré-aquecer a sua fritadeira de ar a 320 graus.
2. Combine os seus pedaços de cenoura com as suas ervas e óleo.
3. Cozinhar durante vinte e cinco a vinte e oito minutos.
4. Tirar e mergulhar os pedaços em sumo de laranja antes de fritar por mais sete minutos.

Nutrição:

Calorias: 125

Gordura: 2

Carboidratos: 5; Proteína: 6

114. Brócolos e Queijo

Tempo de preparação: 5 minutos

Tempo de cozedura: 9 Minutos

Ingredientes:

- 1 Brócolos de cabeça, lavados e cortados
- Sal e Pimenta ao Gosto
- 1 colher de sopa de azeite
- Queijo Sharp Cheddar, Triturado

Direcções:

1. Comece por colocar a sua fritadeira de ar a 360.
2. Combine os seus brócolos com o seu azeite e sal marinho.

3. Colocá-lo na fritadeira, e cozer durante seis minutos.
4. Retire-o, e depois, em cima com queijo, cozinhando durante mais três minutos.
5. Sirva com a sua escolha de proteínas.

Nutrição:

Calorias: 170; Gordura: 5

Carboidratos: 9; Proteína: 7

115.   Plátanos fritos

Tempo de preparação: 5 minutos

Tempo de cozedura: 10 minutos

Porções: 2

Ingredientes:

- 2 plátanos maduros, descascados e cortados na diagonal em peças com espessura de 6 polegadas em ½
- 3 colheres de sopa de ghee, derretida
- ¼ colher de chá de sal kosher

Instruções

1. Preparação dos Ingredientes. Numa tigela, misturar os plátanos com o ghee e o sal.
2. Fritura por ar. Organizar as peças de banana no cesto da fritadeira a ar. Colocar a fritadeira a ar a 400°F durante 8 minutos. As plátanos são feitas quando estão macias e tenras no interior, e têm muitas manchas crocantes, doces e castanhas no exterior.

Nutrição:

Calorias: 180

Gordura: 5;

Carboidratos: 10;

Proteína: 7

116.   Espargos embrulhados em bacon

Tempo de preparação: 5 minutos

Tempo de cozedura: 10 minutos

Porções: 4

Ingredientes:

- 1 libra de espargos, aparados (cerca de 24 lanças)
- 4 fatias de bacon ou bacon de carne
- ½ Cup Rancho Vestido de Rancho para servir
- 3 colheres de sopa de cebolinho fresco picado, para guarnição

Instruções

1. Preparação dos Ingredientes. Lubrificar o cesto da fritadeira com óleo de abacate. Pré-aquecer a fritadeira a 400°F.
2. Cortar o bacon pelo meio, fazendo tiras longas e finas. Envolver 1 fatia de toucinho em torno de 3 lanças de espargos e fixar cada extremidade com um palito. Repetir com o bacon e os espargos restantes.
3. Fritura por ar. Colocar os fardos de espargos na fritadeira a ar numa única camada. (Se estiver a utilizar uma fritadeira a ar mais pequena, cozer em lotes, se necessário.) Cozinhar durante 8 minutos para talos finos, 10 minutos para talos médios a grossos, ou até que os espargos estejam ligeiramente carbonizados nas extremidades e o bacon esteja estaladiço.
4. Servir com molho de rancho e guarnecer com cebolinho. Servir melhor fresco.

Nutrição:

Calorias 241;

Gordura 22g;

Proteína 7g;

Total de carboidratos 6g;

Fibra 3g

117.   Milho assado frito ao ar em The Cob

Tempo de preparação: 5 minutos

Tempo de cozedura: 10 minutos

Porções: 4

Ingredientes:

- 1 colher de sopa de óleo vegetal
- 4 espigas de milho
- Manteiga sem sal, para cobertura
- Sal, para cobertura
- Pimenta preta moída na altura, para a cobertura

Direcções:

1. Preparação dos Ingredientes. Esfregar o óleo vegetal sobre o milho, cobrindo-o bem.
2. Fritura por ar. Ajuste a temperatura do seu AF para 400°F. Ajustar o temporizador e grelhar durante 5 minutos.
3. Utilizando pinças, virar ou rodar o milho.
4. Reiniciar o temporizador e o grelhador por mais 5 minutos.
5. Servir com um tapinha de manteiga e uma generosa polvilhada de sal e pimenta.

Nutrição:

Calorias: 265;

Gordura: 17g;

Carboidratos: 29g;

Fibra: 4g;

Açúcar: 5g;

Proteína: 5g;

118.   Feijão Verde e Bacon

Tempo de preparação: 15 minutos

Tempo de cozedura: 20 minutos

Porções: 4

Ingredientes:

- 3 chávenas de feijão verde cortado congelado
- 1 cebola média, picada
- 3 fatias de bacon, picado
- ¼ copo de água
- Sal Kosher e pimenta preta

Direcções:

1. Preparação dos Ingredientes
2. Numa panela redonda à prova de calor de 6 × 3 polegadas, combine o feijão verde congelado, cebola, bacon, e água. Atirar para combinar. Colocar a caçarola no cesto.
3. Fritura por ar
4. Ajustar a fritadeira para 375°F durante 15 minutos.
5. Aumentar a temperatura da fritadeira para 400°F durante 5 minutos. Temperar o feijão com sal e pimenta a gosto e atirar bem.
6. Retirar a frigideira do cesto da fritadeira e cobrir com papel de alumínio. Deixar repousar durante 5 minutos e depois servir.

Nutrição:

Calorias: 230

Gordura: 10

Carboidratos: 14

Proteína: 17

119.   Cenouras Assadas com Mel Frito ao Ar

Tempo de preparação: 5 minutos

Tempo de cozedura: 15 minutos

Porções: 4

Ingredientes:

- 3 chávenas de cenouras de bebé
- 1 colher de sopa de azeite extra-virgem
- 1 colher de sopa de mel
- Sal
- Pimenta preta moída na altura
- Endro fresco (opcional)

Direcções:

1. Preparação dos Ingredientes. Numa tigela, combinar mel, azeite, cenouras, sal e pimenta. Certificar-se de que as cenouras são bem revestidas com óleo. Colocar as cenouras no cesto da fritadeira ao ar.
2. Fritura por ar. Ajuste a temperatura da sua AF para 390°F. Ajustar o temporizador e assar durante 12 minutos, ou até à forquilha.
3. Retirar a gaveta da fritadeira de ar e libertar o cesto da fritadeira de ar. Verter as cenouras para uma tigela, polvilhar com endro, se desejar, e servir.

Nutrição:

Calorias: 140

Gordura: 3

Carboidratos: 7

Proteína: 9

Lightning Source UK Ltd.
Milton Keynes UK
UKHW020908121021
392079UK00011B/962

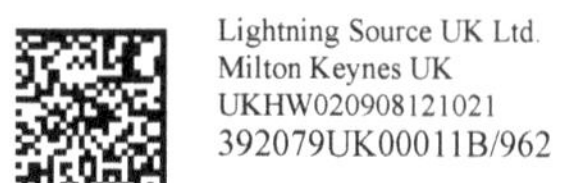